AF306929

Jeff KISSI

As mulheres e a ética da procriação

Jeff KISSI

As mulheres e a ética da procriação

Virgindade-Menstruação - Nascimentos desejáveis

ScienciaScripts

Imprint

Any brand names and product names mentioned in this book are subject to trademark, brand or patent protection and are trademarks or registered trademarks of their respective holders. The use of brand names, product names, common names, trade names, product descriptions etc. even without a particular marking in this work is in no way to be construed to mean that such names may be regarded as unrestricted in respect of trademark and brand protection legislation and could thus be used by anyone.

Cover image: www.ingimage.com

This book is a translation from the original published under ISBN 978-620-6-70515-4.

Publisher:
Sciencia Scripts
is a trademark of
Dodo Books Indian Ocean Ltd. and OmniScriptum S.R.L publishing group

120 High Road, East Finchley, London, N2 9ED, United Kingdom
Str. Armeneasca 28/1, office 1, Chisinau MD-2012, Republic of Moldova, Europe
Printed at: see last page
ISBN: 978-620-7-71853-5

Copyright © Jeff KISSI
Copyright © 2024 Dodo Books Indian Ocean Ltd. and OmniScriptum S.R.L publishing group

Conteúdo

pelo Professor Emérito Stanis Wembonyama

A Jesus Cristo, que tudo sabe, agradecemos a sabedoria e a inteligência que recebemos, e fazemo-lo com gratidão!

À minha querida e amada mãe Lydie MASUDI, não só pelos seus esforços constantes para garantir a minha educação, mas também por me ter dado o gosto pelo estudo e pela sua tolerância para com os meus caprichos desde o nascimento até aos dias de hoje.

A todos vós, de longe e de perto, que contribuíram para a redação deste livro: Dr. Cheikh BICIMU, Dr. Christian TSHIMTSHIOMPO, Dr. Philippe MULENGA, Dr. Emery IBEKI, Dra. Celia BICIMU Emery IBEKI, Dr. Celestin PONGOMBO, bem como os irmãos e irmãs Deborah ILUNGA, Gaël NDALA, Toussaint MAYOMBO, Shadrack TSHITALA, os gémeos Shadrack e Meschack BWANGA, Josaphat KATOMBYO, Josias KAYUMBA, Syntiche KABWE, Joël fiston ILUNGA, Patrick-fortune KASONGO, Milord MUTONDO, Marc KABENGELE, Jogi Jean-Luc IRUNG, Paul TSHIPENG, Timothee KABWE, Gracia KIFUAME, Ines MWAMBA, Giody Audrey KANYINDA, todos os membros do Espace Kyubo, todos os companheiros da Saúde Pública, pelos vossos conselhos e apoio durante a conceção e redação deste livro.

Gostaríamos também de agradecer a todos os que aceitaram participar no inquérito.

Gostaria de agradecer a todos aqueles cujos nomes não foram mencionados, pelo seu apoio espiritual, moral e material.

Jeff KISSI K.

Este livro, que o senhor deputado Jeff Kissi nos deu a honra de prefaciar, está no centro da moralidade e da estabilidade dos casais e das famílias. Este livro confronta-nos com as nossas responsabilidades em termos das escolhas que temos de fazer para assegurar o bem-estar dos nossos filhos por nascer e o das nossas sociedades.

A produção intelectual de Jeff Kissi, autor deste livro, leva-nos a uma viagem aos valores éticos e religiosos, e levanta questões sobre a forma como todos nós vemos a nossa sociedade atual, em termos do confronto entre o bem e o mal, entre as práticas caritativas e a banalização de problemas existenciais susceptíveis de chocar os puristas.

Estas acções são susceptíveis de rotular os protagonistas como pessoas que trabalham para reduzir a população, o que é contrário à religião, que é pronatalista. No entanto, neste livro, não se trata de limitar os nascimentos, impedindo as mulheres de procriar.

As questões abordadas neste livro baseiam-se em práticas que já são realizadas ilegalmente em alguns países, com falhas gritantes devido à ignorância, à ganância de certos organismos de saúde e à ausência de leis adequadas sobre questões sociais espinhosas e actuais. A não abordagem destas questões significa abrir a porta a gravidezes indesejadas, com o seu cortejo de abortos criminosos, consequências nefastas para a saúde da mulher, repercussões no equilíbrio familiar, estigmatização e criminalização de certas práticas.

Quer se trate da menstruação, da contraceção ou da virgindade, o livro de Jeff Kissi expõe claramente o papel da educação, as implicações para a saúde, o comportamento no seio da família, a responsabilização dos casais e, por extensão, os métodos para evitar efeitos secundários, problemas de saúde e consequências económicas nefastas.

Não podemos deixar de felicitar o autor por ter tirado partido dos seus vastos conhecimentos e da sua experiência, bem como da sua posição de homem de Deus, que faz soar o alarme para prevenir e preservar a nossa sociedade dos horrores causados por práticas nocivas.

Por fim, apelamos aos eclesiásticos, aos poderes temporais, aos pais, aos jovens e aos legisladores para que se inspirem nas realidades descritas neste livro, que é ao mesmo tempo fascinante de ler e de escrever. É assim que poderemos aconselhar, orientar e apoiar os jovens, os adultos e os pais nos seus esforços para garantir o seu bem-estar na terra dos vivos.

Professor WEMBONYAMA OKITOTSHO Stanis

Professor Emérito de Pediatria e Saúde Pública,
Membro Efetivo da Academia das Ciências,

*Escritor, poeta, filósofo, jornalista, deputado nacional honorário, dignitário de Estado,
Medaille d'or de merite civique, Medaille d'or des arts, sciences et lettres,
Diplome de merite scientifique et academique, Diplome du serment d'Hippocrate de
l'ordre des medecins
Diplomas de honra de universidades congolesas,
Reitor Honorário das Universidades, Decano das Faculdades de Medicina,
Médico das Clínicas Universitárias da Universidade de Lubumbashi.*

INTRODUÇÃO

O livro, que temos a humildade de apresentar ao público, foi produzido para ajudar os jovens trabalhadores a adquirir conhecimentos sobre uma série de assuntos sobre os quais estão não só mal informados e/ou sub-informados, mas também expostos aos tabus que sustentam e ditam os comportamentos na nossa sociedade.

Estes jovens são influenciados pelo intox* e/ou pelo infox* no que respeita às informações que vão recolhendo aqui e ali, o que os conduziu à deplorável desinformação e desorientação que assumiram proporções preocupantes.

Os jovens são uma força importante e uma fonte de esperança para o futuro de toda uma nação e mesmo para a geração seguinte, e têm direito a uma educação e formação de base coerentes. As dificuldades que encontrámos durante as nossas entrevistas com alguns jovens sobre uma variedade de assuntos, incluindo a reprodução humana, o planeamento familiar, a virgindade, a menstruação, o casamento, o noivado, o celibato, etc. - a lista não é exaustiva - reforçam a nossa convicção de que devemos disponibilizar-lhes estes conhecimentos.

Assim, o problema da reprodução humana continua a ser um tema que interessa a todas as gerações e que merece toda a nossa atenção neste livro, intitulado *"As mulheres e a ética da procriação"*.

Este livro é o culminar dos nossos esforços combinados de leitura, de investigação de diferentes temas tabu, da nossa experiência pessoal e da reavaliação do nível de conhecimento dos jovens de ambos os sexos.

O Protocolo de Maputo, adotado em 2003, é um dos primeiros quadros jurídicos para a proteção dos **direitos** e liberdades das mulheres e raparigas em **África**. [1]

[2]Reconhece o acesso ao **aborto** medicinal em determinadas condições como um **direito** humano de que as mulheres devem usufruir sem restrições, apesar de o Código Penal continuar a punir as pessoas que induzem o aborto e as mulheres que voluntariamente aceitam abortar.

O artigo 14.º do Protocolo de Maputo é o único instrumento jurídico que trata do direito das mulheres e raparigas em África a terem acesso ao aborto seguro. [3]Esta disposição garante *"os direitos reprodutivos das mulheres,*

** Intox é o diminutivo de "intoxicação", que vem do verbo intoxicar e significa ação insidiosa sobre a mente para confirmar uma opinião, desmoralizar, influenciar... **Infox** também é considerado como fake news, false information, misleading information, canards, em inglês: notícias falsas, são notícias inverídicas divulgadas com o objetivo de manipular ou enganar o público.

[2] Art. 165º e 166º do Código Penal Congolês.

[3] Comissão Africana dos Direitos do Homem e dos Povos, Protocolo à Carta Africana dos Direitos do Homem e dos Povos sobre os Direitos das Mulheres em África

nomeadamente autorizando o aborto médico em casos de agressão sexual, violação, incesto e quando a gravidez põe em perigo a saúde mental e física da mãe ou a vida da mãe ou do feto".

[4]Embora a maioria dos países da África Subsariana tenha ratificado o Protocolo de Maputo, apenas sete empreenderam reformas legais para harmonizar as suas leis e incorporar as disposições do Protocolo sobre o acesso ao aborto seguro.

Entretanto, as notícias de 2022 alertam para o facto de, nos Estados Unidos, todas as atenções estarem viradas para o Supremo Tribunal. A instituição está no centro de um virulento debate político, jurídico e social desde a publicação, na segunda-feira, 2 de maio, pelo site *Politico*, de um projeto de decisão do mais alto tribunal americano que poderia anular a famosa jurisprudência Roe v. Wade de 1973, que protege o direito das mulheres americanas a interromperem a gravidez. [5]Se for adoptada na sua versão atual, esta decisão fará os Estados Unidos recuar cinquenta anos, para uma época em que cada Estado era livre de autorizar a interrupção voluntária da gravidez (aborto) ou de a proibir.

Este livro é também fruto da nossa experiência no ensino superior e na universidade, onde acumulámos uma certa quantidade de conhecimentos não só neste domínio específico, mas também em muitos outros domínios da vida, o que nos permitiu desenvolver e alargar os nossos conhecimentos. Foi escrito para orientar os jovens no seu trabalho, e porque não os adultos que também se preocupam com o mesmo problema.

Este livro *"La Femme et l'Ethique de la procreation"* baseia-se num inquérito realizado junto de jovens raparigas e rapazes do bairro de Gecamines, na comuna de Lubumbashi, e do bairro de Cadastre, na comuna de Kampemba, bem como de alguns casais, todos da cidade de Lubumbashi. Estas são as vítimas da intoxicação nas questões de vida abordadas ao longo deste livro, cuja redação teve início em maio de 2018.

O presente livro pretende ser um modesto contributo para a edificação da juventude e da posteridade, na esperança de que sirva, sem dúvida, de referência para novas investigações de outros no mesmo domínio. A investigação foi fundamental, pois permitiu-nos dar uma resposta pormenorizada ao problema acima referido.

Gostaríamos de aproveitar esta oportunidade para agradecer ao Professor Emérito Dr. Stanis WEMBONYAMA pela sua disponibilidade e conselhos constantes, pois foram as suas muitas publicações científicas que aguçaram o nosso talento e inspiraram a redação deste livro.

---

[4] eSwatini, a Eritreia, as Maurícias, Moçambique, a República Democrática do Congo, o Ruanda e o Chade. Dois países, São Tomé e Príncipe e Benim (a partir de outubro de 2021), ultrapassaram o Protocolo de Maputo.
[5] *Avortement aux Etats-Unis : un retour en arriere de la Cour supreme serait " l'aboutissement" de cinquante ans de " combat de la droite religieuse contre l'IVG "* in **Journal Le Monde** edition du 7 mai 2022.

CAPÍTULO I

VIRGINIDADE

O que é a virgindade?

A questão da virgindade está muitas vezes ligada à do hímen, a membrana fina e flexível à entrada da vagina.

A virgindade significa nunca ter tido relações sexuais. A mulher ou a rapariga é então descrita como "virgem". [6]É durante a primeira relação sexual, voluntária ou forçada, que a jovem perde a virgindade.

A virgindade é física ou moral?

A virgindade é um conceito que se refere ao estado de nunca ter tido relações sexuais. A virgindade não tem base biológica, mas é um facto social, cultural e religioso. O que está em causa é a virgindade das mulheres (*especialmente* das solteiras), enquanto a dos homens tem pouca importância. [7]Está frequentemente associada a noções de pureza e de honra, nomeadamente nas culturas e religiões que insistem na abstinência antes do casamento.

A importância cultural e social da virgindade exigiu uma série de técnicas diferentes para verificar a virgindade de uma futura noiva. Antes de mais, é suposto o hímen romper-se durante a penetração vaginal. Em algumas culturas e épocas, os testes de virgindade ou a presença de sangue nos lençóis após a noite de núpcias eram utilizados para provar a virtude da noiva, embora não fossem indicadores fiáveis: a primeira relação sexual com penetração não provocava sistematicamente o rompimento do hímen. A virgindade é impossível de estabelecer medicamente.

Normalmente, quando se fala de virgindade, refere-se ao sexo (descoloração do hímen).

Feito :

A Sra. NGOY é virgem, diz ela, porque nunca teve ou teve relações sexuais com um homem. No entanto, pratica **felação** (prática sexual que consiste em chupar, lamber e introduzir o sexo do parceiro na boca), **sodomia** (penetração através do ânus) e **masturbação. Quando se casar, continuará a ser considerada virgem?** Cabe-lhe a si, leitor, responder.

Por esta razão, a questão da virgindade não deve necessariamente basear-se no contacto sexual do orifício vaginal com um ser do sexo oposto, mas sim em qualquer ato que comprometa o pudor do ser feminino.

---

[6] Le Dictionnaire de l'Academie frangaise, "Deflorer" [arquivo], Centre national de ressources textuelles et lexicales (sens 2) [consultado em 19 de novembro de 2016].

[7] Idem

[eme]O ser feminino do século XXI, tendo o conhecimento da virgindade como sendo um fenómeno que se mede pelo contacto sexual, desenvolveu tantas práticas eróticas para contornar o prazer do ato sexual, desafiando a definição de virgindade acima referida, para dizer que nunca teve relações sexuais, afirmando assim que é completamente virgem.

Se hoje em dia continuamos a definir a virgindade pelo simples facto da relação sexual através da intromissão no órgão sexual feminino, isso significa que estamos errados. A virgindade, nos dias de hoje, é uma palavra sagrada que não pode ser usada para descrever uma pessoa pura, saudável e integrada, e **só Deus pode medir melhor a virgindade através dos seus indicadores, acreditamos**.

Por isso, a verdadeira medida **da virgindade está na consciência de cada ser.** Porque a consciência é o único elemento que ninguém pode jamais desafiar ou enganar, quaisquer que sejam os actos ou esquemas que se façam em segredo para enganar a vigilância humana.

Vejamos outra palavra tabu que também é objeto de intoxicação neste século: *"hímen"*.

O que é o hímen?

O **hímen** (de   йиф' / *hym&n*, que significa:

A "membrana" é uma membrana que, na mulher e em várias espécies de mamíferos, fecha parcialmente a abertura da vagina e separa a cavidade vaginal da vulva.

[8]É importante salientar que nem todas as mulheres têm hímen e, contrariamente à crença popular, quando este está presente, não se rasga necessariamente durante a primeira relação sexual com penetração vaginal, mas relaxa .

Origem embriológica

O hímen é derivado da interface entre o seio urogenital e os ductos mullerianos, que se abriram um no outro para formar o útero. Em contacto com o seio urogenital (orifício vaginal), o tecido mesodérmico *"Mulleriano"* engrossa e depois vacuoliza. O vacúolo abrir-se-á do lado do seio urogenital e formará o hímen, mas também do lado dos ductos *mullerianos,* que formarão o colo do útero.

Papel do hímen

"O hímen não tem uma função específica. Podemos dizer que, nas raparigas, protege o interior da vagina até certo ponto, mas não tem um papel fisiológico nem sexológico. A única utilização do hímen seria talvez cultural e religiosa, como símbolo da virgindade, mas continua a ser apenas um simbolo".

[8e] C urso de biologia, 6 des humanites Scientifiques, Cs des eloges, 2013

O hímen é firme

*Muitas mulheres e homens disseram-nos que o hímen é
O anel menstrual é um anel hermético, mas, **por definição, é aberto**, pois
permite a passagem da menstruação. É importante referir que este anel é
elástico, o que significa que, mesmo na primeira relação sexual, não se rasgará
necessariamente, apenas se esticará. Para além disso, o sangramento na
primeira relação sexual não é obrigatório. Deve saber que mais de **metade das
mulheres não sangra.** [9]Pode ser-se literalmente virgem e não sangrar na
primeira relação sexual.*

Tipos ou formas de hímen

Existem várias formas de hímen e estas formas variam de uma mulher para
outra, consoante a sua morfologia:

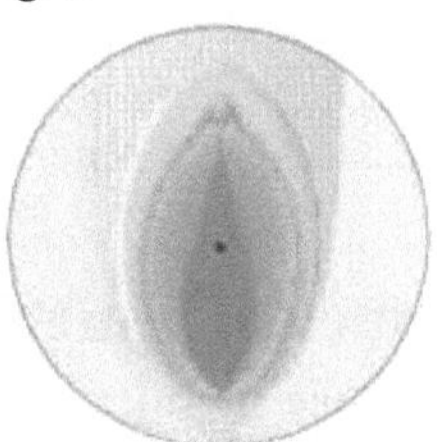

- **Hímen imperfurado**: membrana que cobre a entrada da vagina. Neste caso,
os períodos menstruais não podem fluir. Neste caso, é necessário incisar o
hímen para o perfurar.

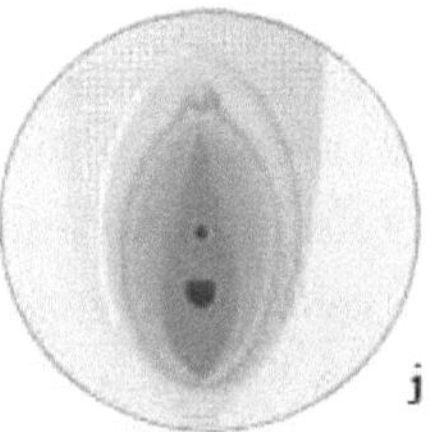

- **Hímen microperfurado**: a membrana cobre quase toda a entrada da vagina,
sendo a perfuração do hímen muito pequena.
- Em geral, as regras são fluidas, mas as
As jovens não conseguem inserir ou retirar um tampão porque o hímen é
demasiado pequeno. Neste caso, é necessária uma pequena incisão no hímen
para alargar a abertura.

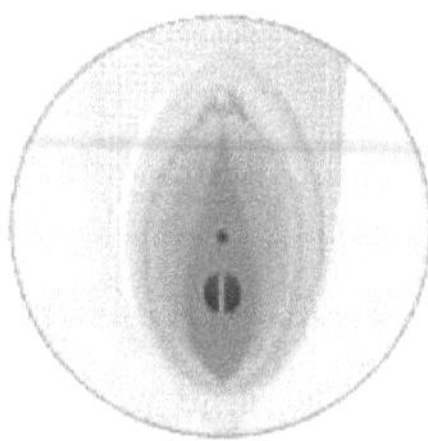

- **Hímen** *bifenetrado*: a membrana tem duas pequenas aberturas na vagina em vez de uma. Basta uma pequena operação para remover uma pequena tira de tecido e criar uma abertura normal.

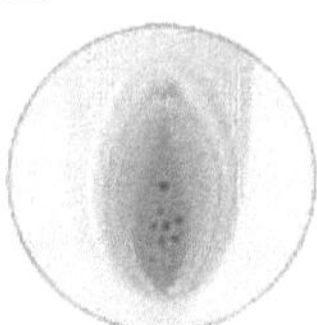

- **Hímen** *cribriforme*: membrana com múltiplos pequenos orifícios.
- **Hímen** *esclerótico*: membrana espessa e dura que dificulta as relações sexuais.

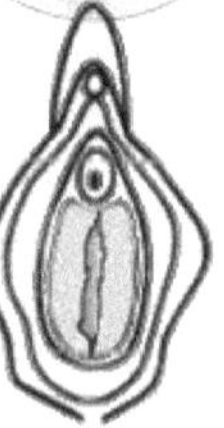

Hímen complacente: membrana elástica que se dilata sem sangrar ou rasgar.

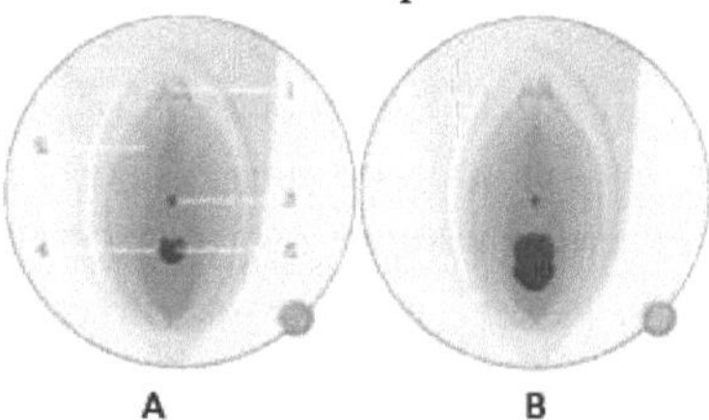

1. Clítoris / 2. Pequenos lábios / 3. Meato urinário / 4. Hímen / 5. Orifício vaginal
A: Hímen intacto B: Hímen dechire

Tenho hemorragias quando tenho relações sexuais vaginais pela primeira vez?

Contrariamente à crença generalizada, a hemorragia não ocorre necessariamente na primeira relação sexual. A hemorragia não é automática e algumas mulheres perdem algumas gotas de sangue quando o hímen se rasga. Esta rutura pode por vezes ser dolorosa, mas também pode passar despercebida.

Alguns hímenes são mais vasculares do que outros, provocando hemorragias quando se rompem. Por outro lado, outros não sangram aquando da primeira relação sexual. [10]Quase 50% das mulheres não sangram aquando da primeira relação sexual.

O hímen é um indicador de virgindade?

Recebemos vários testemunhos e fomos informados de vários casos de divórcio na sequência da questão do hímen (rasgão do hímen acompanhado de hemorragia) que muitos homens utilizam para determinar a virgindade das suas esposas na altura do casamento, e se na altura da primeira relação sexual com penetração vaginal o homem não vê a presença de sangue, acredita imediatamente que a mulher é infiel e afirma ser vítima de uma mentira.

Facto:

A Sra. **NVITA** nunca tinha conhecido nenhum homem na sua vida até se casar com o Sr. **KITWA**. Na noite de núpcias, ele descobriu que a sua mulher tinha um hímen rompido, porque ela não tinha sangrado durante a relação sexual ou quando o pénis foi introduzido na vagina. O homem não tinha sentido qualquer resistência ou dificuldade na penetração. No entanto, a Sra. NVITA tinha jurado ao marido, antes do casamento, que nunca tinha conhecido outro homem para além do seu marido (KITWA), e isto na noite de núpcias.

O Sr. KITWA ficou furioso e já não queria ouvir a sua mulher, pelo que decidiu divorciar-se dela imediatamente após o casamento. Mas antes de o divórcio estar concluído, o Sr. KITWA conheceu o seu antigo colega de escola, o Sr. **NDALA**. O Sr. Ndala não era apenas seu amigo, mas também membro da profissão de médico. KITWA começou a contar a sua desventura matrimonial. Quando terminou, o Sr. Ndala sorriu calmamente e perguntou ao Sr. Kitta se confiava realmente na sua mulher. O Sr. KITWA concordou, dizendo mesmo que amava muito a sua mulher. O Sr. Ndala aproveitou a oportunidade para dissipar as ideias avançadas pelo seu amigo Kittawa sobre a questão da virgindade ligada ao sangramento durante a primeira relação sexual, dizendo-lhe o seguinte

A definição de virgindade varia consoante a época e a cultura. Pode ser entendida como a ausência de qualquer relação sexual, ou pode limitar-se à ausência de penetração vaginal. A presença do hímen como critério de virgindade significa que uma rapariga que tenha feito sodomia, fricção ou felação, mas cujo hímen esteja intacto, é considerada virgem, ao passo que uma rapariga que não tenha tido relações sexuais com ninguém, mas que pratique a masturbação, será considerada não virgem se tiver rompido o

---

[10] "Au Maroc, la virginite a tout prix : " Ils veulent du sang, alors on leur en donne " ", Journal Le Monde, 24 de setembro de 2017 (leitura em linha [arquivo], consultado em 7 de janeiro de 2020).

hímen.

No entanto, as definições de relações sexuais podem variar o suficiente para que muitos actos sejam incluídos ou excluídos. [11]Um inquérito realizado a adolescentes revela que 2% se consideram não virgens após um beijo profundo, 15% se tocarem nos órgãos genitais de outra pessoa ou vice-versa, 40% se estiverem envolvidos num ato de sexo oral, 99,5% após um coito (as perguntas são do tipo sim/não).

Aqueles que apontam o beijo como uma perda de virgindade também podem apontar para outros factores. Para os adolescentes americanos, o sexo sem penetração é uma forma de permanecer "virgem técnica". [12]Estas definições são elas próprias objeto de debate nos Estados Unidos, onde a visão cristã da virgindade implica a ausência de qualquer ato sexual.

Do mesmo modo, a voluntariedade é tida em conta no conceito de virgindade: nalgumas culturas, a violação não implica a perda da virgindade porque a mulher não deu o seu consentimento. Santo Agostinho especifica que o consentimento é necessário para perder a virgindade. [13]Por outras palavras, a violação não retira a virgindade.

Em muitas culturas do mundo, a perda da virgindade de uma mulher deve ocorrer na noite de núpcias. Pode ser efectuado um exame de virgindade antes do casamento (através de uma inspeção do hímen). O lençol manchado de sangue pode ser exibido depois da noite de núpcias para provar que a mulher chegou virgem ao casamento e que a primeira relação sexual acabou de ter lugar. É o caso do Norte de África, do Vietname e da Arménia (a cerimónia é chamada "maçã vermelha").

[14]Em Tonga, os lençóis manchados de sangue são inspeccionados pela família da noiva e depois entregues à família do noivo .

Noutros países africanos (Haut-Katanga, Lualaba, Maniema, etc. na RDC), os noivos têm relações sexuais sobre um pano branco enquanto as suas famílias esperam. Assim que o ato sexual termina, as mulheres da família do noivo verificam se há sangue no pano. A família da noiva, muito feliz, apresenta então o pano aos outros membros da família, mostrando que a sua filha era efetivamente virgem.

Outras testemunhas oculares apontam para a cumplicidade entre os dois cônjuges, que já se conheciam e que conseguiram ferir-se mutuamente para manchar ou manchar de sangue os lençóis e demonstrar que se tratava de um

[11] "La virginite, qu'est-ce que c'est?" [arquivo], em Fil sante jeunes (consultado em 7 de janeiro de 2020).
[12] Jornal das Mulheres, Paris
[13] Journal des femmes, Op cit paris
[14] Trong Hieu Dinh, "Vraies et fausses vierges au Viet Nam. La falsification corporelle en question", Extreme-Orient Extreme-Occident, n 32, 1 de outubro de 2010, p. 163-191.

defloramento.

Pelo contrário, se não houver derramamento de sangue, é efectuada uma investigação por ambas as famílias e, se se concluir que a mulher não é virgem, o marido pode repudiá-la para atenuar a desonra sentida. A família da mulher pode também desonrá-la. Em Wallis, é reservado um espaço especial para os noivos na casa da noiva; no dia seguinte à noite de núpcias, o noivo traz o lençol manchado de sangue e é acompanhado até casa pela sua família, que lhe traz presentes. Do mesmo modo, em algumas culturas da RDC, o presente é em géneros: cabras, galinhas ou vacas.

No entanto, algumas mulheres nascem sem hímen. Além disso, o hímen pode romper-se sem penetração, durante a prática de um desporto como o *Kange*, a dança clássica, o karaté, os saltos, a equitação, o motociclismo, o ciclismo ou durante o crescimento na infância, sem que a mulher se aperceba. Por outro lado, algumas mulheres podem ser penetradas por um pénis sem que o hímen esteja sequer relaxado (*hímen complacente*) e o hímen só se rompe durante o parto.

"O hímen é um elemento pouco fiável para determinar a virgindade de uma mulher ou de uma rapariga. A presença ou ausência de um hímen só pode ser determinada através do exame visual por um (zil) experiente.

Mas se o hímen estiver rasgado ou perfurado, isso não prova que a mulher já não é virgem (linguagem comum). Se o hímen estiver intacto, isso também não prova nada, pois pode ser elástico e deixar-se penetrar sem se romper. A única coisa que pode ser estabelecida com certeza médica é a ausência do hímen, não a forma como ele desapareceu. Uma vez retirado, o hímen não pode ser regenerado.

Por isso, caros homens, tenham cuidado com este hábito (lenda) de ver sangue no lençol branco para provar a virgindade da vossa mulher. São utilizados alguns estratagemas para garantir que os lençóis estão efetivamente manchados de sangue, como indicado acima.

Por exemplo, um galo pode ser morto e o seu sangue utilizado em vez do da mulher. Desde a década de 2000, o hímen artificial e a hymenoplastia também têm sido utilizados.

Alguns procedimentos cirúrgicos podem ser utilizados para reconstruir o hímen ou dar a impressão de que está intacto, como a himenoplastia.

Na Alemanha, tal como em França, existem várias *"hymenkliniken"* (pessoas que operam o hímen) especializadas na cirurgia de reconstrução do hímen.

Existem dois tipos de cirurgia. Um consiste em coser a membrana do hímen rasgado com um fio muito fino um ou dois dias antes do casamento. A outra pode ser efectuada até duas semanas antes do casamento e é realizada com suturas de reabsorção lenta. Na África Ocidental, as parteiras são conhecidas por realizarem este tipo de operação, com todos os riscos de infeção.

Cada uma destas operações é rápida e benigna, e requer apenas um pouco de anestesia local. No entanto, a reconstrução do hímen não garante uma hemorragia durante a penetração vaginal.

Existem também hímens artificiais, cujo objetivo é simular a perda de sangue que por vezes se segue à primeira relação sexual. Trata-se de uma pequena bolsa artificial translúcida contendo um líquido vermelho constituído por albumina natural, que a mulher coloca na vagina cerca de vinte minutos antes da relação sexual. Sob o efeito do calor do corpo, a membrana dilata-se, criando uma sensação de defloração durante a penetração. O líquido vermelho espalha-se e mancha os lençóis com algumas gotas, simulando a rutura do hímen. [15]Este "kit de virgindade" foi inventado no Japão nos anos 90 e é atualmente utilizado em todo o mundo.

Para concluir este assunto, e para dar uma resposta definitiva ao Sr. KITWA, que iniciou o processo de divórcio porque a sua mulher não sangrou na noite de núpcias, e por todas as razões acima expostas, *o hímen não pode ser considerado como uma garantia da virgindade da mulher, tal como o sangramento na noite de núpcias.*

Por fim, o Sr. KITWA, agora informado, anulou a sua decisão de divórcio e ele e a sua mulher vivem atualmente juntos e felizes.

Também você, que está a ler este livro, pode estar na mesma situação que o Sr. KITWA e a Sra. NVITA, sua esposa, ou pode conhecer alguém que esteja numa situação semelhante. Por favor, partilhe o que ganhou com a leitura deste livro. Salvem um casal! E vamos todos bloquear o caminho para a intoxicação conjugal.

◆◆

---

[15] Journal des femmes, Op.cit. paris

CAPÍTULO II

MENSTRUAÇÃO

O que é a menstruação (Les regies)

O termo *menstruação* vem da palavra latina *mensis*, que significa "mês" (intimamente relacionada com o grego *mene,* a lua), o que sugere uma ligação com os ciclos lunares mensais.

Os períodos são definidos como **o fluxo de sangue que ocorre uma vez por mês numa mulher.** [16]São cientificamente designados por menstruação, porque fazem parte do ciclo menstrual, que prepara o corpo para uma possível gravidez
.

[17]A menstruação é também designada por menstruação, que significa o fluxo mensal de sangue em pessoas não grávidas .

[18]**A menstruação** refere-se ao fluxo periódico de um fluido biológico complexo constituído por sangue, secreções vaginais e células endometriais da parede uterina, descarregado através da vagina .

De onde é que vem o sangue?

A origem do sangue no útero é explicada pela medicina. As regias correspondem à eliminação de uma membrana que reveste o útero, chamada endométrio.

• Todos os meses, **o endométrio fica mais espesso** sob o efeito do astrogénio, uma hormona feminina, para formar um ninho pronto a receber um embrião.

• A meio do ciclo, **um dos ovários liberta um óvulo** maduro: é a chamada ovulação.

• Se o óvulo não for fecundado por um espermatozoide, o óvulo morre num prazo de 24 a 72 horas e **o endométrio decompõe-se e é eliminado pelo organismo.** É daqui que provém o sangue do útero.

Síndrome pré-menstrual (sinais precoces)

O termo síndroma pré-menstrual abrange **uma série de sintomas** que muitas mulheres sentem **alguns dias antes do período.** Por vezes, podem ser um pouco desagradáveis, mas informam-na de que o seu período está prestes a começar.

Eis os mais comuns:

• Aumento de peso temporário de 1 ou 2 kg ;

• Enervado, irritável;

• Ligeira depressão ;

---

[16] Cours de Biologie, op.cit.
[17] Dicionário Larousse de francês.
[18] Idem

- Inchaço ou cólicas abdominais ;
- Tensão nos seios ;
- Dores de cabeça;
- Crescimento da acne.

Para algumas mulheres, a menstruação desencadeia enxaquecas. Trata-se de um tipo muito específico de enxaqueca que anuncia a chegada da menstruação, designada por enxaqueca catamenial. [19]A menstruação pode também provocar obstipação ou, pelo contrário, diarreia temporária.

Qual é a duração normal da menstruação?

A duração da menstruação varia muito de uma mulher para outra e de uma idade para outra. Em média, dura de **2 a 7 dias**, com um fluxo mais intenso nos dois primeiros dias.

Como posso calcular a data da minha próxima menstruação?

A menstruação ocorre 14 dias após o dia da ovulação, o que é muitas vezes difícil de saber com antecedência. Para calcular a data da menstruação, é necessário saber quantos dias dura o ciclo menstrual.

- Por definição, um ciclo começa no primeiro dia da menstruação e termina no último dia antes da menstruação seguinte.
- Falamos frequentemente de ciclos de 28 dias, mas a duração média situa-se entre os 28 e os 33 dias.
- Algumas mulheres têm mesmo ciclos significativamente **mais curtos** (21 dias) ou **mais longos** (até 35 dias), o que é completamente normal.

As minhas regiões são normais?

É uma pergunta que algumas mulheres fazem frequentemente a si próprias quando se vêem confrontadas com menstruações pesadas ou muito leves. Mas mesmo que pareçam pesados, perdem no máximo 80 ml de sangue, sendo a média de cerca de 45 ml. [20]Se o corrimento for excessivo, pode tratar-se de menorragia (hemorragia vaginal intensa) ou de um período hemorrágico.

Regras irregulares

Os períodos fracos são normais nas raparigas no início da puberdade. Também pode acontecer que a menstruação comece mais cedo do que o previsto: os ciclos irregulares são normais nas raparigas jovens.

[19] Cours de Biologie, op.cit.
[20]Cours de biologie, op.cit.

Registos negros

Períodos mais escuros ou mais claros não são necessariamente um sinal de um problema ginecológico. No entanto, se as suas mucosas estiverem malcheirosas ou se tiver um corrimento invulgar, espesso e com mau cheiro, pode estar a sofrer de vaginose (aumento do número de micróbios [bactérias] na vagina). Esta situação deve-se geralmente a um desequilíbrio da flora vaginal (ácido ou micróbios que protegem a vagina de outros micróbios).

Períodos dolorosos

Para eliminar a mucosa endometrial, os músculos do útero têm de se contrair. Este facto pode provocar dores de estômago por vezes fortes na altura da menstruação. A estes períodos dá-se o nome de **dismenorreia**. [20]Se as dores forem muito frequentes ou se se repetirem durante as relações sexuais, podem dever-se a uma doença chamada endometriose, que afecta cerca de 10% das mulheres.

A dor é frequentemente mais **intensa nos primeiros anos nas raparigas jovens**, mas não é de modo algum sistemática. Algumas mulheres não sentem nada, enquanto outras sentem simplesmente uma ligeira tensão na parte inferior do abdómen. Se as suas menstruações se tornarem realmente difíceis de suportar, um médico ou uma parteira poderão oferecer-lhe uma solução e verificar se não existe nenhuma patologia específica.

No entanto, é preciso ter sempre cuidado com as receitas da avó, que sugerem o mesmo medicamento à base de chá de folhas ou de raízes para qualquer dor no baixo ventre, sem saber a dose. Este medicamento é a causa da esterilidade em algumas mulheres. Por isso, é aconselhável consultar um especialista antes de tomar qualquer tipo de medicamento ou chá de ervas.

A ausência de registos

Está a sofrer um atraso no seu ciclo? Existem várias explicações para a ausência temporária ou o atraso do seu período:

1. Algumas mulheres têm **períodos irregulares durante toda a vida**, faz parte da sua natureza.

2. Mas muitas outras mulheres podem ter ciclos que "saltam" um ou dois meses, consoante os **acontecimentos da vida**. As viagens, o **stress intenso**, a doença ou uma mudança na alimentação podem provocar uma ausência temporária de menstruação.

3. Se não for esse o caso, **a gravidez é** obviamente **uma possibilidade**, especialmente se tiver tido relações sexuais sem contraceção.

4. Finalmente, durante a menopausa, o ciclo reprodutivo pára: não há mais menstruação.

Períodos menstruais em mulheres grávidas

Nos primeiros meses de gravidez, pode ocorrer uma **hemorragia** semelhante à menstruação. Trata-se geralmente de uma hemorragia ligeira que corresponde à implantação do saco gestacional no útero ou às primeiras alterações do organismo.

Há outro fenómeno: a hemorragia de aniversário (hemorragia que ocorre no dia em que deveria ter o próximo período, mas enquanto está grávida). Uma hemorragia ocorre na data em que deveria ter o período enquanto está grávida. **Não se trata de uma menstruação a sério,** mas é obviamente bastante incómoda. [21]Neste caso raro, o médico ou a parteira poderão tranquilizá-la.

Fases do ciclo menstrual

A primeira é chamada de fase folicular

Durante este período, são produzidas cada vez mais hormonas - designadas por astrogénios. Estas provocam o espessamento da mucosa uterina e o aumento do número de vasos sanguíneos.

A segunda fase

Durante este período, um óvulo num dos ovários amadureceu e é expelido. Esta **é a fase conhecida como ovulação.** O óvulo desce pelas trompas de Falópio em direção ao útero, que está agora pronto para o receber. Nesta altura, a quantidade de estrogénios no corpo da mulher começa a diminuir.

A terceira fase, conhecida como fase progestacional (ou fase lútea), começa.

Caracteriza-se pelo desenvolvimento de um corpo lúteo que segrega uma outra hormona, a progesterona. A progesterona é também responsável pela preparação do útero para a implantação do óvulo, se este tiver sido fecundado por um espermatozoide. Para o efeito, o útero enche-se de sangue, tecidos, açúcar, proteínas, etc.

A quarta fase

Se o óvulo não tiver sido fecundado nos dias que se seguem à sua passagem pela trompa de Falópio, os níveis de progesterona também começam a descer. **O óvulo não fecundado acaba por se dissolver e o excesso de parede uterina desprende-se.** Tudo isto é então evacuado sob a forma de "sangue" para o exterior, através do colo do útero e da vagina. Esta **é a quarta fase: o período ou fase menstrual.**

---

[21] Saúde sexual, Paris 2020

Qual é o período de formação da regia em relação ao momento em que o óvulo pode ser fertilizado?

O primeiro dia do ciclo de uma mulher é o primeiro dia do seu período. O último dia é o dia que antecede o período seguinte. Qualquer que seja o número de dias entre dois períodos, a menstruação ocorre sempre catorze dias após a ovulação. No entanto, o período de tempo que antecede a ovulação é variável.

Calcular a data da ovulação: ciclo curto ou longo.

Dois casais em cada dez (10) têm dificuldade em dar espaço aos seus filhos porque não conhecem a melhor altura para ter relações sexuais férteis. [22] [23]Seis em cada dez (6 em cada 10) adolescentes têm gravidezes indesejadas porque não sabem calcular o seu período ovulatório.

O **ciclo feminino** começa **no primeiro dia da menstruação** e termina no primeiro dia do período seguinte. [eereme]Assim, se o primeiro dia da menstruação for o 3º dia do mês e o 1º dia do período menstrual seguinte for o 31º dia do mês, o **ciclo   durará   28 dias**.

O ciclo menstrual é composto por **4 fases**:

- **A fase folicular** (cerca de 14 dias, incluindo 5 dias de menstruação),
- **Ovulação** (24 ou 72 horas em média)
- **A fase lútea** (cerca de 14 dias)
- **A fase menstrual** (cerca de 5 a 7 dias de menstruação).

Diagrama do ciclo feminino[23]

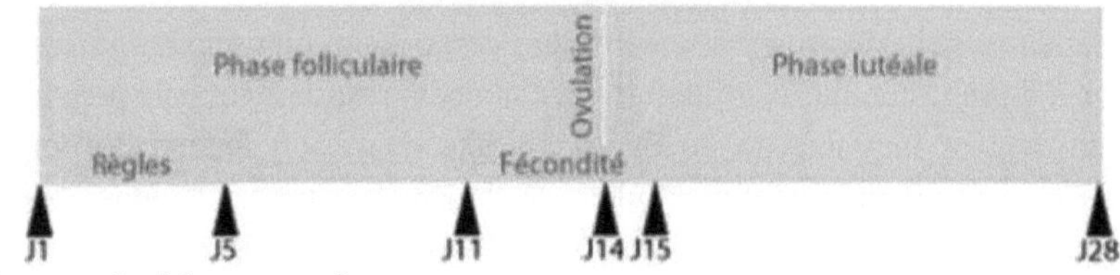

(Diagrama do ciclo menstrual)

O que é a ovulação?

A ovulação é a expulsão do oócito (óvulo) do ovário, pronto para ser fecundado por um espermatozoide e dar origem a um embrião. A ovulação é um processo fisiológico contínuo que começa na puberdade e termina na menopausa. Na menopausa, a atividade dos ovários cessa e a mulher deixa de ovular ou de ter regia.

Enquanto a menopausa não se tiver instalado completamente, ela (a mulher)

---

[22] Sante sexuelle, op.cit.
[23] Jornal das Mulheres Sante

ainda está a ovular e a gravidez ainda é possível.

Tempo de vida do óvulo e do espermatozoide

O óvulo vive cerca de **12 a 72 horas** após a sua expulsão do ovário. Os espermatozóides sobrevivem no colo do útero e permanecem fecundos durante cerca de **3 a 5 dias**.

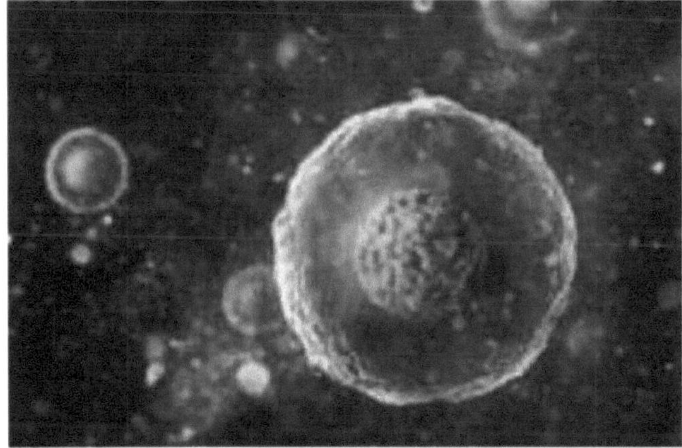

O que é um óvulo?

O ovócito é uma célula reprodutora feminina até três vezes maior do que o espermatozoide. [24]Entre a puberdade e a menopausa, uma mulher produz entre **300** e **400** óvulos, à razão de um óvulo por mês (por vezes dois).

Sintomas (sinais) do período de ovulação

O período de ovulação pode manifestar-se através de toda uma série de sintomas mais ou menos marcados, tais como :

- Sensação de tensão mamária,
- Dor abdominal que ocorre no lado do ovário que liberta o oócito,
- Presença durante 2 ou 3 dias de muco cervical (muco que protege a vagina de infecções) e de secreções vaginais transparentes, ligeiramente pegajosas, com uma consistência semelhante à da clara de ovo,
- Sensação de aumento da libido.

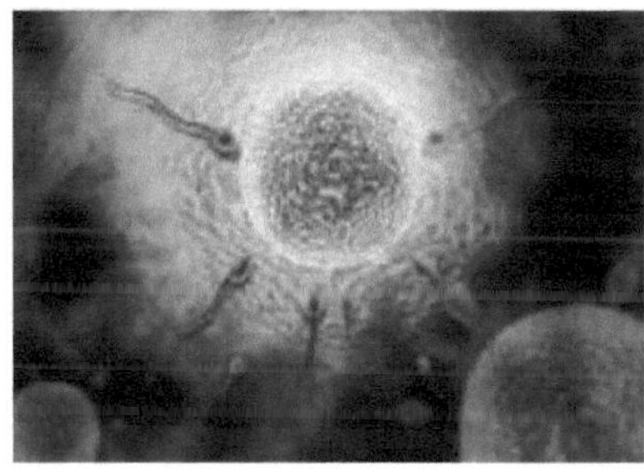

A ausência destes sintomas não significa que não tenha havido ovulação

A ovulação ocorre geralmente duas semanas antes do início da menstruação nas mulheres com ciclos regulares. Para as mulheres com ciclos irregulares, pode ser útil estar atenta aos sinais de ovulação, especialmente se quiser engravidar.

Fase pós-ovulatória

A fase pós-ovulatória dura teoricamente **14 dias** num ciclo regular de 28 dias, mas pode durar de **10 a 20 dias** no caso de ciclos muito irregulares.

A FECUNDAÇÃO

A fecundação é uma fase fundamental da reprodução sexuada, durante a qual o gâmeta masculino se funde com o gâmeta feminino para formar o ovo, conhecido como **zigoto**.

No homem, o espermatozoide é o gâmeta masculino e o óvulo é o gâmeta feminino. Os espermatozóides contidos no sémen emitido para a cavidade vaginal da mulher entrarão em contacto com o óvulo e um deles penetrará no óvulo. [25]Após a penetração, o ovócito fica "hermeticamente fechado" à entrada de outros espermatozóides, permitindo o **desenvolvimento de um único óvulo**.

A fecundação corresponde, portanto, à fase de fusão entre um óvulo e um espermatozoide, dando origem a uma única célula que se tornará o embrião. Se a fecundação não ocorrer, há uma queda brusca dos níveis hormonais e o início da menstruação. Se a fecundação ocorrer, é produzida uma hormona específica da gravidez: **a HCG** *(gonadotrofina coriónica humana: hormona produzida pela placenta)*. [26]Esta hormona ajuda a manter a produção de outras hormonas e, por conseguinte, a manter o endométrio intacto para que o futuro embrião possa aí "assentar".

A melhor altura para conceber um bebé, conhecida como **período fértil**, é entre o dia anterior e o dia seguinte à fase de ovulação, ou seja, entre o quarto dia antes da ovulação e 24 horas depois. Quatro dias antes e um dia depois do décimo quarto dia do ciclo são dias favoráveis à fecundação num ciclo de 28 dias, ou seja, num ciclo normal, entre o décimo e o décimo quinto dia do ciclo. Quando a fecundação não pode ser efectuada naturalmente, pode recorrer-se à fecundação in vitro, que consiste na formação de um óvulo fora do corpo da mulher, que é depois transferido para o útero. Esta operação ou método é dispendioso e pode ser recomendado aos casais que estão a ter dificuldades.

Período fértil: como calculá-lo, diferença com a ovulação

A fertilidade da mulher é cíclica. O período fértil é a fase do ciclo menstrual durante a qual uma mulher pode conceber. Como é calculado? Qual é a diferença em relação à ovulação? É possível engravidar fora do período de fecundidade?

Fertilização se tiver um ciclo normal:

► Data da ovulação

Um ciclo normal dura 28 dias. A ovulação ocorre no 14º dia. Esta data de

[25] Cours de biologie, op. cit.
[26] Jornal das Mulheres, Op.cit

ovulação é utilizada para determinar o período de fertilidade. A ovulação, que dura 24 horas, corresponde à libertação do ovócito pelo ovário. [eme]O 14º dia do ciclo menstrual, num ciclo regular de 28 dias, continua a ser **o período mais fértil**.

O primeiro dia do ciclo é o primeiro dia da menstruação. [emeeme]É de notar que o facto de a ovulação ocorrer a meio de um ciclo regular (28 dias) não significa que ocorra sempre a meio do ciclo (por exemplo, no 16º dia de um ciclo de 32 dias ou no 12º dia de um ciclo de 24 dias). O óvulo é geralmente expelido **14 dias** antes do início do período. Assim, se tem ciclos irregulares e não consegue antecipar a data do seu próximo período, será mais difícil determinar a data da ovulação. A utilização de uma curva de temperatura ou de testes de ovulação pode ser considerada.

▶ Período de fertilidade

[eme]O melhor período fértil é antes e logo após a fase de ovulação, ou seja, de cerca de 4 dias antes da ovulação até 24 horas depois. [emeeme]**4 dias antes e 1 dia depois do décimo quarto dia** do ciclo ovulatório são dias favoráveis à fecundação num ciclo de 28 dias, ou seja, no caso de um ciclo normal, entre o décimo dia e o décimo quinto dia do ciclo. [27]Se a duração do ciclo menstrual for superior a 35 dias, inferior a 21 dias, ou se o ciclo menstrual for tendencialmente irregular, os resultados deste cálculo podem não ser exatamente os mesmos.

Dias férteis

Vamos ilustrar este cálculo com um exemplo concreto da Sra. NGOY, que tem um ciclo regular e normal de 28 dias; a periodicidade ou frequência das suas menstruações é de 3 dias.

Exemplo: A Sra. NGOY teve o período a 02 de setembro de 2022, por isso vamos descobrir o dia da ovulação, os dias férteis e o dia do próximo período:

Quadro 1: cálculo dos dias férteis: ciclo normal

---

[27] Cours de biologie, op. cit.

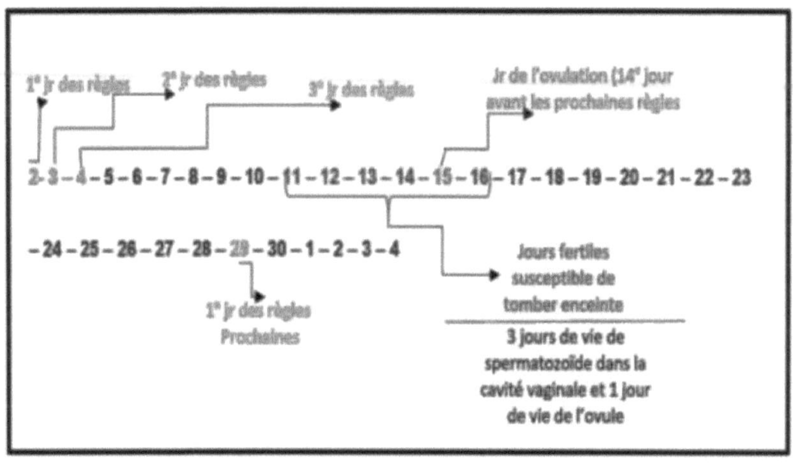

Fertilização se o ciclo for curto:

A duração do ciclo varia de mulher para mulher. Se o seu ciclo for mais curto (menos de 26 dias), a fase folicular é mais curta e, por conseguinte, a ovulação é mais precoce. [eme]Se o seu ciclo for de 21 dias, por exemplo, a ovulação ocorre no 7º dia após o primeiro dia da menstruação. O cálculo é efectuado subtraindo 14 dias, a duração da fase lútea que não varia, ao número de dias do ciclo: ou seja, 21 - 14 = 7. [eme]Se o ciclo durar 22 dias: a ovulação ocorrerá no dia 8, ou seja, 22 - 14 = 8.

Exemplo: A Sra. Ndomba tem um ciclo curto de 21 dias e a menstruação dura 3 dias.

A Sra. NDOMBA teve o seu período no dia 02 de setembro, por isso vamos descobrir o dia da ovulação, os dias férteis e o dia do seu próximo período:

Quadro 2: cálculo dos dias férteis: ciclo curto

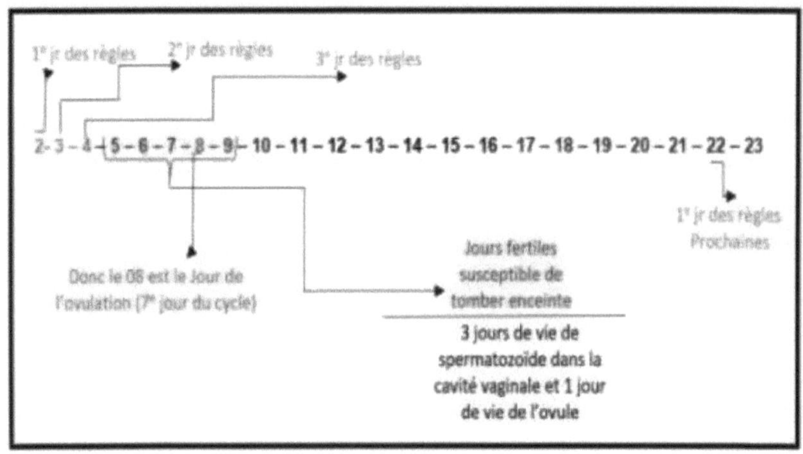

Fertilização se o ciclo for longo:

[eme]Se o ciclo tiver mais 33 dias, a fase folicular é mais longa e a ovulação ocorre mais tarde (**ovulação tardia**), ou seja, no 19° dia a contar do primeiro dia do período: ou seja, 33 dias - 14 dias = 19 dias. [eme]Se o ciclo durar 34 dias: a ovulação ocorre no dia 20, ou seja, 34 - 14 = 20.

Curva de temperatura

Os cálculos acima são bastante teóricos. A elaboração de uma curva de temperatura permite-lhe determinar o momento mais favorável para otimizar as suas hipóteses de engravidar. O esquema abaixo mostra como elaborar uma curva de temperatura para saber exatamente quando está a ovular.

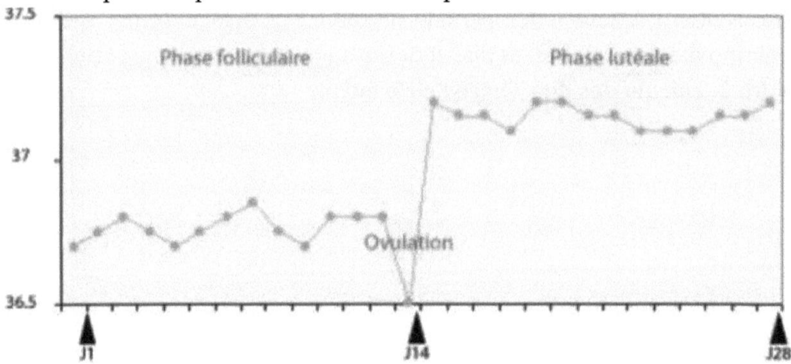

CAPÍTULO III

PLANEAMENTO FAMILIAR

O que é o planeamento familiar?

[28]O planeamento familiar (PF) é a soma de todos os meios e serviços que permitem aos casais ter o número desejado de filhos na altura desejada, tendo em conta a ética do seu estilo de vida, as condições de saúde da mulher e os meios disponíveis .

Porquê o planeamento familiar?

O planeamento familiar previne os abortos e as mortes maternas.

O espaçamento dos nascimentos com um intervalo de pelo menos dois anos é uma das estratégias mais importantes e eficazes para reduzir o número de nascimentos problemáticos e garantir a sobrevivência das crianças.

Os bebés nascidos menos de dois anos após o nascimento de outra criança têm duas vezes mais probabilidades de morrer durante o seu primeiro ano de vida do que os bebés nascidos três anos após o nascimento de outra criança. [29]Os bebés e as crianças nascidas de mães com menos de 20 anos correm também um maior risco de morte durante os primeiros dias, meses ou anos de vida.

No Senegal, por exemplo, um em cada 10 bebés nascidos de uma mãe com menos de 20 anos morre antes de completar um ano de idade, em comparação com um em cada 17 para as mulheres com idades compreendidas entre os 20 e os 29 anos que têm um filho.

A utilização do planeamento familiar pode evitar estas mortes, permitindo que as mulheres jovens evitem gravidezes demasiado precoces, demasiado indesejadas e demasiado próximas umas das outras. No Senegal, o planeamento familiar poderia evitar 1,3 milhões de gravidezes indesejadas, 400.000 abortos e 200.000 mortes de crianças com menos de 5 anos num período de 10 anos.

De acordo com um estudo realizado no Hospital Geral de Referência de Katuba, na província de Haut-Katanga, na República Democrática do Congo, em 2020, 62,4% da população era constituída por adolescentes com idades compreendidas entre os 14 e os 19 anos. Os resultados das análises efectuadas revelam que 71,20% das mulheres inquiridas tinham dois pais vivos, contra 28,80% das mulheres que não tinham pais vivos, o que nos leva a compreender que algumas jovens estão sujeitas a condições de vida muito difíceis, o que as leva a adotar comportamentos desviantes que as predispõem a uma gravidez precoce ainda

---

[28e]U niversidade de Ouagadougou, Les methodes contraceptives, Prosad, 3 Edições julho de 2006.
[29] OMS, 2017

sob o teto dos pais.

Além disso, na mesma amostra, verificou-se que 93,60% das mulheres tinham experimentado os perigos ou as consequências de uma gravidez precoce e que os bebés nascidos de mães adolescentes corriam um risco acrescido de ter um baixo peso à nascença, 20,00% das mulheres tiveram gravidezes que não foram levadas a termo por razões que consideraram confidenciais, mas a frase que mais vezes surgiu foi "não *percebi como aconteceu*" (sic).

[30]66,67% das mulheres tinham pais solteiros contra 33,33% das mulheres com pais recasados; 86,00% afirmaram que a idade normal para uma mulher engravidar era entre os 23 e os 25 anos; 100,00% das mulheres afirmaram ter sido vítimas de uma má atitude das pessoas que as rodeavam durante o período gestacional.

O planeamento familiar pode prevenir estas mortes, permitindo que as mulheres jovens evitem gravidezes demasiado precoces, demasiado indesejadas e demasiado próximas umas das outras.

O planeamento familiar permite que os casais tenham o número de filhos que desejam e escolham o momento e o espaçamento das suas gravidezes, melhorando assim a saúde da mãe e da criança. **As gravidezes demasiado próximas podem pôr em perigo a saúde da mãe e da criança**.

[31]Gravidezes espaçadas com menos de 18 a 24 meses de intervalo foram associadas a riscos mais elevados de parto prematuro, baixo peso à nascença, morte neonatal ou infantil fatal e efeitos adversos na saúde materna .

É por isso que o objetivo do planeamento familiar é espaçar as gravidezes para combater as mortes maternas, os nascimentos prematuros, as mortes fatais, as mortes neonatais, os efeitos negativos para a saúde da mãe, etc.

Antigamente, os nossos pais e avós não esperavam os nascimentos simplesmente porque o número de filhos determinava a quota de fornecimentos ou bónus recebidos pela empresa (farinha, leite, peixe, carne, óleo, tomate, pão, material escolar, habitação, propinas, cuidados de saúde...).

Aproveitando as comodidades oferecidas pela empresa, a única coisa que interessava aos nossos pais era ter um grande número de filhos para poderem beneficiar das vantagens concedidas pelos patrões mais prósperos da época, como a Generale des Carrieres et des Mines (GECAMINES) e a Societe Nationale des Chemins de fer du Congo (SNCC), para citar apenas duas.

No entanto, quando a empresa fechou as portas, seguiu-se um período de insegurança para os chefes de família, as crianças e as famílias alargadas

[30]KILANDA: la maternite precoce dans la ville de Lubumbashi, pp. 39-40, Memoire 2020.

[31] Conde-Agudelo A, Rosas-Bermudez A, Castano F, Norton MH. Effects of birth spacing on maternal, perinatal, infant, and child health: a systematic review of causal mechanisms. Estudos em Planeamento Familiar, P93-114. 2012.

(doença mortal, abandono escolar, subnutrição grave e moderada, perda de saúde, fome, aumento da taxa de analfabetismo, aumento do número de crianças provenientes de lares desfeitos, etc.). Esta precariedade deve-se à falta de cuidados para estas crianças, uma vez que o Estado congolês ainda não organiza a segurança social, que se limita a intervenções pontuais do sector privado em lares de idosos.

Hoje em dia, é difícil contar o número de empresas que proporcionam este conforto aos seus trabalhadores; a economia do país está a meio caminho há anos; já não existem infra-estruturas de saúde fiáveis para prestar melhores cuidados em caso de complicações ligadas a gravidezes próximas. E o resultado final é a morte! E o resultado final é a morte!

Com base em numerosos testemunhos, constatou-se que muitos casais sofrem de desinformação (intoxicação) sobre o planeamento familiar, o que leva a cenas de nascimentos não desejados ou indesejáveis, a mortes prematuras devido à má gestão de abortos repetidos e a um aumento da taxa de crianças de famílias desestruturadas; seguem-se as mortes maternas, com as consequências do fenómeno "KULUNA, CHEGUE, ATALAKU".

Este quadro sombrio deve encorajar os casais e as famílias a recorrerem ao planeamento familiar, razão pela qual é tão importante saber como o fazer e utilizar métodos adequados.

Quando planear

Muitas pessoas colocam-se a questão de saber quando é possível planear os partos, sem saberem que têm a resposta.

Da mesma forma que um homem ou uma mulher sente o desejo de conhecer o seu parceiro (contacto sexual), da mesma forma que se dá por si a planear as festas de fim de ano em função dos seus rendimentos, da mesma forma que planeia pagar uma roupa nova ou um telefone novo para o seu parceiro em função das suas possibilidades, dos seus meios financeiros, de uma circunstância favorável e isto durante um determinado período de tempo.

Mutatis mutandis, pode decidir **"QUANDO O FAZER"**? *Por outras palavras, qual é o* momento certo para iniciar o planeamento familiar, tendo em conta a sua situação financeira atual (para educar os filhos, enviá-los para a escola, prestar-lhes cuidados médicos decentes, cobrir as necessidades alimentares não satisfeitas, alojá-los, etc.) e o estado de saúde da mãe (doença crónica, doença incurável, aborto crónico ou permanente, aborto espontâneo, cesariana, nascimento de trigémeos ou gémeos, nascimento de um bebé prematuro, choque emocional, etc.).

Se se depara com alguns dos indicadores acima enumerados, deve sentar-se e refletir sobre a forma como pode fazer florescer a sua relação, garantir a segurança do seu lar, proteger a saúde do seu parceiro, dos seus filhos, dos seus familiares e dos membros do seu ambiente.

Como é que chegamos lá?

Como já sabemos, o planeamento familiar (PF) é a soma de todos os meios (**métodos**) e serviços que permitem aos casais ter o número desejado de filhos no momento desejado, tendo em conta a ética da vida, as condições de saúde da mulher e os meios disponíveis.

Existem várias técnicas ou métodos contraceptivos que podem ser utilizados para um planeamento familiar bem sucedido, de acordo com a sua conveniência. Estes métodos devem ser escolhidos de comum acordo entre os parceiros, após uma entrevista útil com um ginecologista reconhecido, para garantir que está protegida contra a especulação sobre este assunto (planeamento familiar).

É por isso que vale a pena fazer um breve resumo do que deve ser feito neste caso quando se trata de aplicar a contraceção.

Breve panorâmica

Garantir que todas as pessoas tenham acesso aos métodos contraceptivos preferidos reforça os direitos humanos, como o direito à vida, o direito à saúde, o direito à maternidade e à liberdade de procriar, a liberdade de opinião e de expressão e o direito ao trabalho e à educação, trazendo ao mesmo tempo outros benefícios importantes na saúde e noutros domínios.

A utilização de contraceptivos protege as mulheres, em especial as adolescentes, dos riscos de saúde da gravidez e, quando os nascimentos têm um intervalo inferior a dois anos, a taxa de mortalidade infantil é 45% superior à taxa de mortalidade quando os nascimentos têm um intervalo de 2 a 3 anos e 60% superior à taxa de mortalidade quando os nascimentos têm um intervalo de quatro anos ou mais.

A contraceção oferece toda uma série de benefícios potenciais em áreas para além da saúde, desde maiores oportunidades de educação e capacitação das mulheres, até ao crescimento sustentável da população e ao desenvolvimento económico dos países.

[32]Note-se, no entanto, que a prevalência de métodos modernos de contraceção entre as mulheres casadas em idade fértil aumentou a nível mundial entre 2000 e 2019 em 2,1 por cento, de 55,0% para 57,1% .

A lenta taxa de aumento pode ser explicada, entre outros factores, pela escolha limitada de métodos, pelo acesso limitado aos serviços, em particular para os jovens, as populações mais pobres e as pessoas solteiras, pelo receio ou experiência de efeitos secundários, por barreiras culturais ou religiosas, pela

[32] OMS 2017, op.cit.

fraca qualidade dos serviços disponíveis, por opiniões preconceituosas dos utilizadores e prestadores de serviços contra certos métodos e por barreiras relacionadas com o género no acesso aos serviços.

Dito isto, os métodos contraceptivos merecem ser especificados.

MÉTODOS CONTRACEPTIVOS

Os métodos contraceptivos são simplesmente fórmulas que podem ser utilizadas para evitar a gravidez quando não se quer engravidar. Em geral, existem dois tipos de métodos contraceptivos:

1. métodos naturais de contraceção ;

2. métodos contraceptivos artificiais.

É de salientar que nenhum dos métodos contraceptivos garante 100% de eficácia. Como sabe, pode planear e decidir tudo, mas só o nosso mestre supremo, Deus, tem a última palavra em todos os nossos planos e projectos. "O homem propõe, mas Deus dispõe", diz-se. Salmos 127:1 *"Se o Senhor não edificar a casa, em vão trabalham os que a edificam; se o Senhor não guardar a cidade, em vão vigiam os que a guardam"*.

Métodos contraceptivos naturais

Os vários métodos naturais incluem o coito interrompido, a oração, o conhecimento dos dias férteis, o método LAM e a abstinência, que veremos de seguida.

Coito interrompido (para os homens)

O coito interrompido (*coitus interruptus* em latim) ou **método** de **retirada** é uma prática sexual e um meio de contraceção que consiste em interromper a relação sexual vaginal imediatamente antes da ejaculação. Nesse momento, o homem retira o pénis da vagina e ejacula fora dela, evitando assim a fecundação.

Oração (para homens e mulheres)

A oração é a comunicação entre o homem e o seu criador (Deus) com o objetivo de satisfazer as nossas necessidades.

Jer. 33:3 *"Clama a mim, e responder-te-ei, e anunciar-te-ei grandes coisas, coisas que não sabes"*.

Como é que a oração é um método contracetivo?
contraceção?

Um dia, um casal encontrou-se numa situação precária, não querendo continuar a dar à luz porque tinham acabado de ter gémeos. A mulher era uma serva do Eterno Zelee; Teve tempo para se aconselhar a torto e a direito sobre diferentes métodos de contraceção, mas todos os métodos que lhe foram apresentados revelaram-se inadequados e ela decidiu invocar o seu Deus, o mestre dos tempos e das circunstâncias, o ginecologista por excelência, para bloquear a sua fertilidade. Como se fosse um sonho noturno, Deus respondeu à oração da sua serva. Hoje, este casal desfruta de uma realização sem precedentes.

Quando se lê o testemunho acima, percebe-se que a oração é de facto um método contracetivo para quem acredita em Deus. Deus sabe do que mais precisamos e cabe-nos a nós pedir-lho de acordo com a sua palavra e, com fé, ele no-lo concederá (**I João 5,14**: Temos a certeza de que, se pedirmos alguma coisa segundo a sua vontade, ele nos ouvirá; **Salmos 37 : 5** Entrega a tua sorte ao Senhor, confia nele, e ele agirá; **Filipenses 4:6** Não andeis ansiosos por coisa alguma, mas em tudo sejam as vossas necessidades conhecidas diante de Deus pela oração e súplica, com ação de graças).

Se não quiser utilizar os outros métodos contraceptivos, diga a Deus: "Pai, não sou capaz de encher a terra como tu querias (Gn 1,28a: Deus abençoou-os e disse-lhes: *Sede fecundos, multiplicai-vos e enchei a terra*"). "__Dada a minha situação financeira, a minha saúde e a saúde dos meus filhos, peço-te, por favor, Pai (em nome do Senhor Jesus), que interrompas a minha fertilidade por qualquer período de tempo ou para sempre__.

Acreditem, Deus não faz aceção de pessoas. Ele responderá à sua oração, como foi o caso do casal cujo testemunho acaba de ser partilhado. Para além disso, é também aconselhável conhecer o ciclo menstrual da fertilidade feminina.

Conhecimento dos dias férteis (calendário, colar do ciclo: mulher) colar de ciclo)

Os dias férteis, também designados por período ovulatório, são os dias em que a mulher tem a possibilidade ou a probabilidade de engravidar. O casal evita a gravidez abstendo-se de relações sexuais vaginais desprotegidas nos dias mais férteis; este cálculo é feito de acordo com o ciclo menstrual (regia) da mulher, através de uma leitura da temperatura, de um calendário, etc. Consulte o capítulo sobre a menstruação para compreender os dias férteis. Já que estamos a falar do assunto, uma palavra sobre o método da temperatura.

O método da temperatura

[33]33Como é que este método é aplicado?

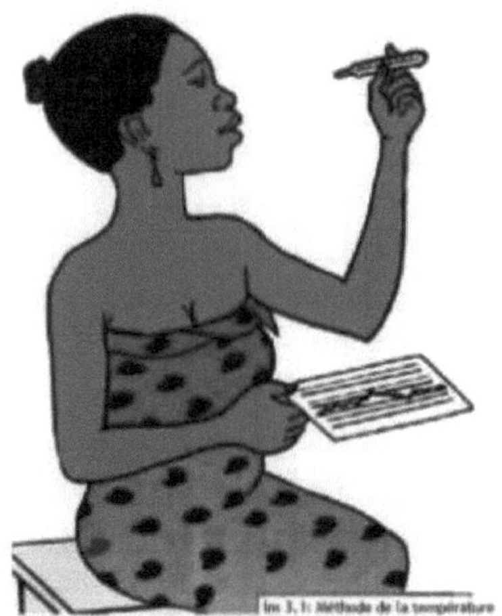

Sabendo que a temperatura corporal desce 0,5°C antes da ovulação e sobe 0,2 a 0,5°C no momento da ovulação, a mulher deve medir a sua temperatura todas as manhãs ao acordar à mesma hora e registá-la num gráfico. Deve estar atenta ao dia em que a temperatura sobe acima dos 37°. Quando isso acontece, ela sabe que está a ovular,

A mulher permanece no seu período fecundo até ao terceiro dia após a ovulação. e, por conseguinte, a fecundidade.

2006

Com este método, as mulheres não devem ter relações sexuais desde o primeiro até ao terceiro dia após a subida da temperatura.

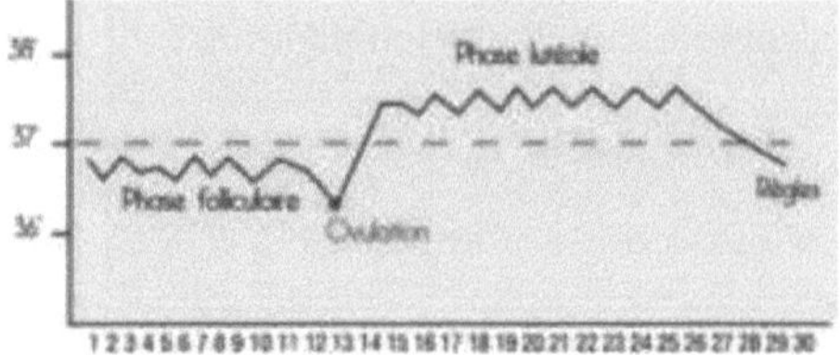

Vantagens:

- Não necessita de medicação;
- Não custa muito;
- A sua eficácia é boa (94% a 97%);
- É aceite por todas as religiões;
- A mulher pode engravidar assim que o método é interrompido, etc.

[33] Josephine Barry, métodos contraceptivos, Centre Medical Samandin, P.46-47, PROSAD

Desvantagens:

- Não é bem aceite pelos casais, uma vez que a abstinência é de duração variável,
- Não se aplica às mulheres analfabetas,
- É difícil de aplicar às mulheres que trabalham à noite,
- É difícil de aplicar se a mulher tiver febre devido a uma doença (febre, infeção...),
- Não protege contra as IST/SIDA.

Daí a necessidade de experimentar também o método cervical.

O método do muco cervical

Como é que este método é utilizado?

Sabemos que :

[34][34]O muco cervical não é abundante antes da ovulação, durante

Durante o segundo período do ciclo menstrual, o muco é abundante no

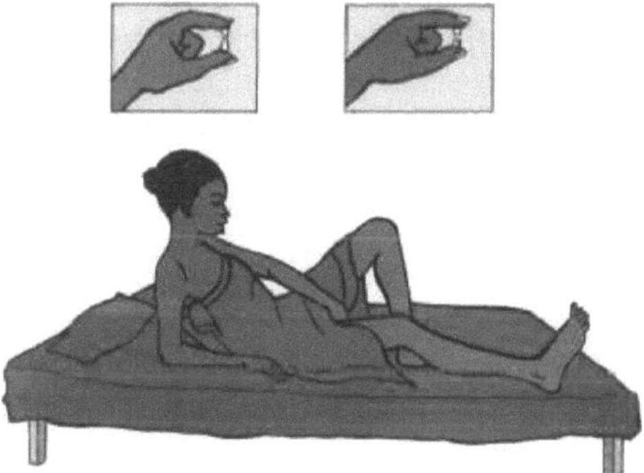

vagina. É fibroso e pegajoso durante o período fértil. Após a ovulação, o muco torna-se fino, espesso e pegajoso.

Para aplicar este método, a mulher deve sentir o seu muco todas as manhãs ao acordar. Deve evitar as relações sexuais assim que verificar que o muco é abundante e fibroso, ou seja, pegajoso e elástico. Pode retomar as relações sexuais quando o muco se tornar novamente fino e pegajoso.

Vantagens:

- Não necessita de medicação,
- Não tem qualquer custo financeiro,
- Dá às mulheres uma melhor compreensão do funcionamento do seu corpo,
- Não tem efeitos secundários indesejáveis nas mulheres,
- A mulher pode engravidar assim que o método é interrompido

---

[34] Joséphine Barry, op.cit. p;48

Desvantagens:
- Ela tem muitos fracassos,
- É necessária uma longa aprendizagem,
- Requer um período de abstinência de duração variável,
- Não protege contra as IST/SIDA,
- Existe um risco de infeção.

Isto sugere a ideia de utilizar também o método de abstinência sexual.

Abstinência (para homens e mulheres)

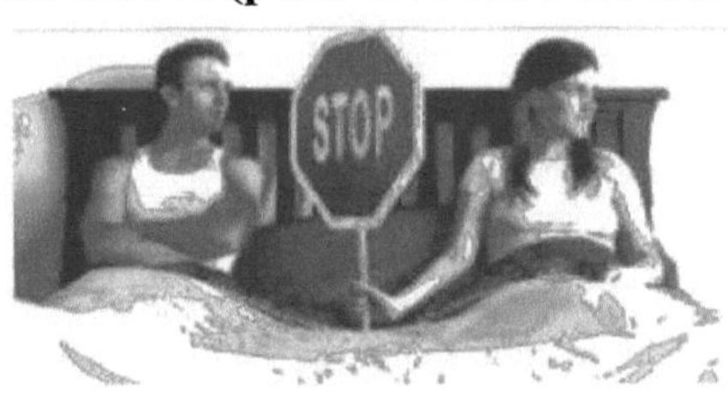

Este método é especialmente recomendado para os jovens solteiros. Se tem idade suficiente para casar, case-se. Caso contrário, utilize de abstinência total para combater os danos sociais acima descritos.

Vantagens:
- Não existe qualquer possibilidade de gravidez,
- Não necessita de medicação, - Não é dispendioso.

Desvantagens:
- É difícil de suportar,
- Expõe ambos os parceiros à vagabundagem sexual,
- Pode causar mal-entendidos em casa.

Ao fazê-lo, os ginecologistas sugerem por vezes outra coisa:

Método do dia fixo (MJF) (COLAR DE CICLO)

O Método do Dia Fixo (MDF), conhecido como Colar do Ciclo, é um método natural baseado no conhecimento do ciclo menstrual.

Descrição do anel de proteção do ciclo :

É um colar composto por contas de cores diferentes que representam cada dia do ciclo menstrual da mulher e que pode ajudar a mulher a saber quando pode engravidar após uma relação sexual desprotegida.

- As contas brancas marcam os dias em que se pode engravidar,

- As contas castanhas assinalam os dias em que é pouco provável que engravide,

- Um cilindro preto com uma seta que indica a direção em que se deve mover o anel.

Quem pode utilizar o anel de proteção para ciclistas
- Mulheres que desejam um método natural e eficaz de planeamento familiar,
- Mulheres com ciclos entre 26 e 32 dias.

Como utilizar o anel rotativo
- [35]No primeiro dia do período, coloque o anel na conta vermelha, 35- Marque o primeiro dia do período no seu calendário. É necessário saber este dia para o caso de se esquecer de deslocar o anel,

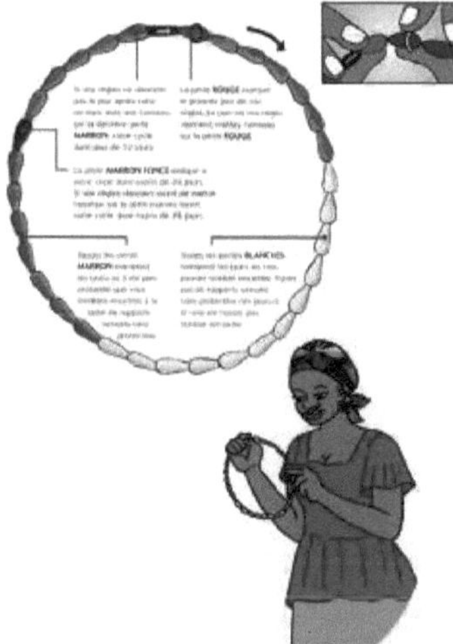

- Todas as manhãs, mover o anel na direção da seta no cilindro,
- Continue a mover o anel todos os dias, de conta em conta, mesmo nos dias em que tem o período,
- No dia em que vier o próximo período, volte a colocar o anel na conta VERMELHA. Se ainda tiver contas castanhas, salte-as,
- Quando o anel está numa conta BRANCA, pode engravidar através de relações sexuais desprotegidas,
- Quando o anel está numa conta MARROM, é pouco provável que engravide em resultado de relações sexuais desprotegidas.

Vantagens
- É um método natural e não tem efeitos secundários,
- Não é necessária qualquer medicação ou cirurgia,
- Método simples, fácil de ensinar, fácil de utilizar,
- Sendo um método 95% eficaz (quando utilizado corretamente), reduz consideravelmente a probabilidade de uma gravidez não desejada,
- Método muito económico,
- Envolve ambos os parceiros, oferecendo oportunidades para melhorar a

[35] Josephine Barry, Op.cit. p;49

comunicação no seio do casal.

As suas desvantagens

- Não protege contra as IST/VIH/SIDA,
- exige a abstinência sexual nos dias férteis ou a utilização de um método de barreira eficaz.

O método MAMA também deve ser experimentado

MAMA (para mulheres)

O método LAM baseia-se no aleitamento materno e na amenorreia.

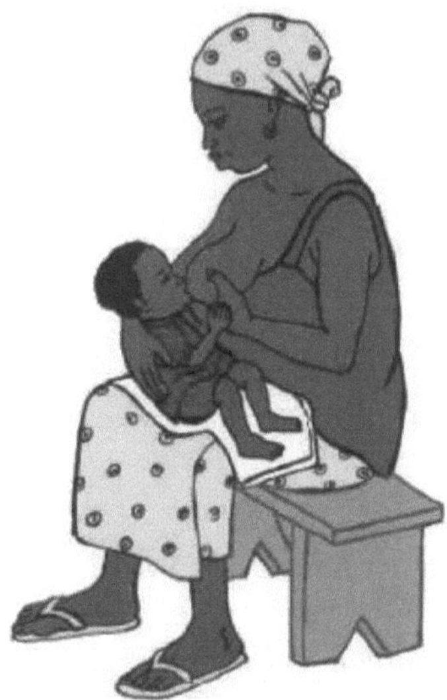

[36]A prolactina, uma hormona libertada em quantidades suficientes no organismo de uma mulher que amamenta totalmente, reduz consideravelmente a libertação das hormonas necessárias para a retoma da ovulação. O método LAM proporciona à mãe uma contraceção eficaz até 6 meses após o parto, se estiver a amamentar totalmente e se estiverem reunidas todas as condições seguintes:

- Amamentação a pedido: dia e noite com um mínimo de 6 tetas por 24 horas e nunca mais de 6 horas entre tetas;
- Aleitamento materno exclusivo: o bebé não recebe sólidos ou líquidos para além do leite retirado diretamente do peito e não usa chupeta;
- ausência de menstruação; decorreram menos de 6 meses desde o parto.

Eficiência

98% de eficiência se todas as condições forem cumpridas.

Vantagens:

- não é caro;

[36] Josephine Barry, Op.cit, Pp.50

- favorece o aleitamento materno;
- não necessita de medicação;
- é aceite por todas as religiões;
- uma mulher pode engravidar logo que deixe de utilizar este método;
- sem efeitos secundários, etc.

Desvantagens:
- 1 A amamentação a pedido, incluindo durante a noite, é difícil de suportar para as mães;
- o método só é válido durante 6 meses;
- o aleitamento materno exclusivo ainda não é universalmente aceite;
- a ovulação pode ocorrer sem o conhecimento da mãe e esta pode engravidar;
- não protege contra as IST/SIDA;
- não é recomendado para mulheres com doenças debilitantes (VIH/SIDA, tuberculose, cancro, doenças cardíacas graves).

Para além dos métodos naturais descritos, devem também ser considerados os seguintes métodos de contraceção artificial:

Contraceção artificial

Estes métodos têm diferentes modos de ação e são eficazes na prevenção de uma gravidez não desejada.

É de salientar que, antes de fazer a escolha certa de entre estes métodos, o homem e/ou a mulher devem receber todas as explicações e pormenores (vantagens e desvantagens) relativos a cada método. E esta informação só pode vir de um ginecologista qualificado.

Para escolher um método contracetivo adequado **a si e ao seu estilo de vida**, é importante ter em conta os seguintes pontos:
- o seu horário e estilo de vida;
- a eficácia do método ;
- as vantagens e desvantagens associadas a este método;
- contra-indicações e o seu estado de saúde.

Os vários métodos contraceptivos artificiais incluem :
- O implante
- A pílula contraceptiva
- O remendo
- O anel vaginal
- Capa cervical
- O diafragma
- O preservativo feminino
- O DIU hormonal e o DIU de cobre

- Esterilização
- Espermicidas
- Contraceptivos injectáveis
- Contraceção de emergência

1. O implante

37O implante tem o tamanho de um fósforo e é inserido ao nível do
no interior do braço, sob a pele, e difunde uma hormona que bloqueia

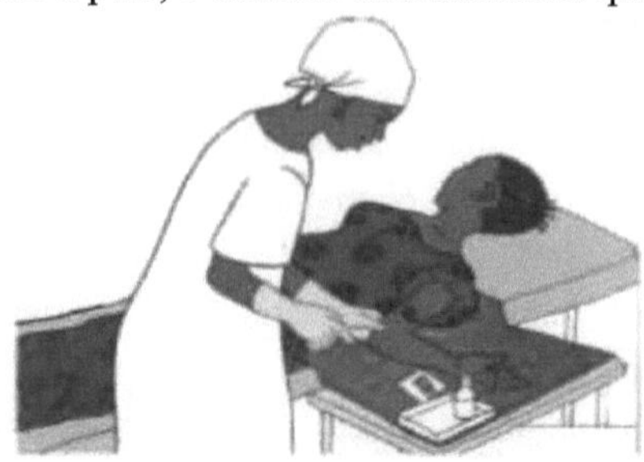

ovulação. Este método de contraceção é eficaz durante 3 anos e 99,9% fiável, mas não protege contra as doenças sexualmente transmissíveis. O médico ou a parteira introduzem o implante sob anestesia local, que dura apenas alguns minutos. Pode ser retirado logo que o desejar, mas não pode permanecer no local durante mais de 3 anos.

As vantagens dos implantes contraceptivos

- Simples e duradouro: após a instalação, está protegido durante 3 anos.
- Discrição e conforto: inserido sob a pele do braço, 1 implante passa despercebido.
- A instalação e a remoção são rápidas e fáceis.

As desvantagens do implante contracetivo

O implante contracetivo pode causar efeitos secundários, tais como :

- **Alterações nos ciclos menstruais**: algumas mulheres não terão menstruação durante 3 anos. Outras terão **períodos menos regulares** ou **menos frequentes** do que o habitual; por vezes muito mais curtos, por vezes mais longos. Se se sentir incomodada ou cansada por esta hemorragia irregular, não hesite em falar com o seu médico.
- **Aumento de peso para algumas mulheres** (se pesar mais de 80 quilos, é aconselhável mudar o implante mais cedo (após 24 a 30 meses, e não 3 anos).
- **Acne em algumas mulheres** (borbulhas no rosto).

2. A pílula contraceptiva

38Embora a pílula contraceptiva seja teoricamente 99,7% fiável, não o é

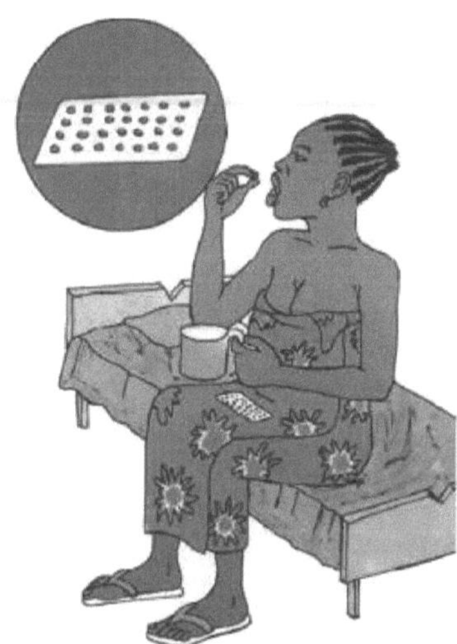

Na prática, a eficácia da 1 é de apenas 91% (esquecimentos, interação com outros medicamentos, etc.). A pílula deve ser tomada à mesma hora todos os dias durante 21 dias, seguidos de uma pausa de 7 dias, ou 28 dias consoante a pílula, e não protege contra a 1STS.

Os benefícios da pílula contraceptiva

* A menstruação é menos abundante, mais regular, dura menos tempo e é frequentemente menos dolorosa.

* A pílula pode reduzir a acne.

* Pode deixar de tomar qualquer coisa

sem consultar um médico, e o regresso à fertilidade é fácil.

rápido.

* A pílula pode ser facilmente adquirida nas farmácias.

As desvantagens da pílula contraceptiva

* Deve ser tomado todos os dias, sensivelmente à mesma hora.

* É necessária uma prescrição médica para os obter.

[38] Henry Joyeux, pílula contraceptiva Pp.163-168, Editions du Rocher, 2013

As vantagens

* Não custa muito;

* É muito eficaz;

* Está disponível nos centros de saúde e nas farmácias;

* Uma mulher pode voltar a engravidar num prazo razoável após parar de tomar a pílula;

* Alivia certas doenças;

* Regulariza os ciclos irregulares;

- Não provoca infecções genitais nas mulheres;
- É independente da atividade sexual;
- Pode ser prestado por pessoal não médico com formação.

Efeitos secundários:

- Hemorragia vaginal ;
- Tensão mamária ;
- Dores de cabeça;
- Sem regras ;
- Náuseas ;
- Vómitos, tonturas, acne ;
- Aumento de peso ;
- Redução da secreção de leite nas mulheres que amamentam;
- Dor no peito;
- Elevação da tensão arterial ;
- Diminuição do prazer sexual.

As suas desvantagens

- Requer controlo médico;
- É difícil de tomar;
- Tem muitas contra-indicações;
- Reduz a produção de leite nas mulheres que amamentam;
- Não protege contra as IST/VIH/SIDA.

Riscos para a saúde e contra-indicações da pílula contraceptiva

Embora amplamente utilizada, a pílula contraceptiva apresenta uma série de **riscos para a saúde**, incluindo o risco de coágulos sanguíneos, acidentes vasculares cerebrais e tensão arterial elevada. Existem também **contra-indicações para a toma** da pílula. Por exemplo, se :

- tem mais de 35 anos, é fumador ou tem enxaquecas;
- tem enxaquecas com aura (febre);
- está a amamentar ;
- tem um historial de coágulos sanguíneos, acidente vascular cerebral ou problemas cardíacos.

3. O remendo

[39]Tal como a pílula, o adesivo é um método de contraceção eficaz (99,7% em teoria, 91% na prática). É colocado sobre a pele (longe dos seios) e liberta hormonas para bloquear a ovulação. O adesivo deve

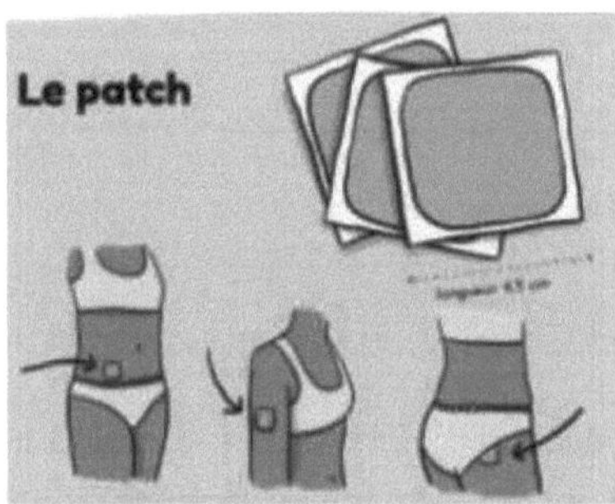

a repetir todas as semanas, 3 vezes por mês, à mesma hora.

Se o adesivo não for aplicado durante a última semana, isso não significa que não esteja protegida: o efeito contracetivo mantém-se. A interrupção da aplicação do adesivo provoca simplesmente o início da menstruação.

As vantagens

• **Duração da ação**: o adesivo está ativo durante uma semana, reduzindo o risco de se esquecer de tomar a pílula.

• **Fácil de utilizar**: adere à pele, pelo que é possível verificar se está no sítio.

Desvantagens e contra-indicações

• **Efeitos secundários possíveis**: náuseas, inchaço doloroso dos seios, hemorragias, dores de cabeça...

• **Visível** para o parceiro ou se a mulher estiver a usar um fato de banho.

• **Risco de descolamento** (a taxa de descolamento é inferior a 2% - 1,8% de descolamento total e 2,9% de descolamento parcial), mas é possível voltar a colocá-lo ou colocar outro em 24 horas.

Note-se que as mulheres para as quais **a pílula combinada está contra-indicada** não podem utilizar o adesivo contracetivo.

4. O anel vaginal

[40]O anel vaginal fornece hormonas continuamente. Ele

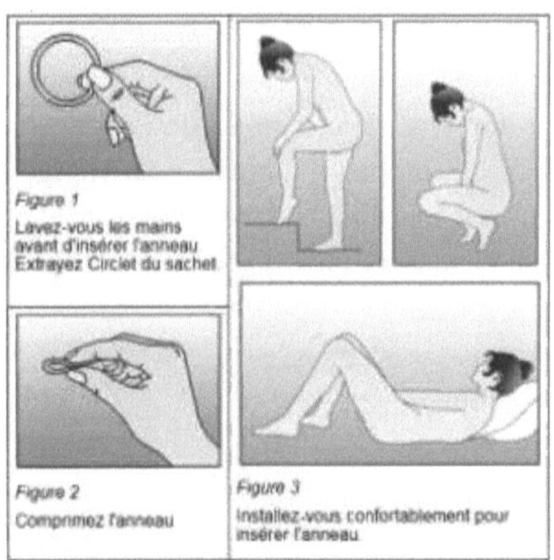

tem cerca de 5 cm de diâmetro. É flexível e é colocado na vagina da mesma forma que um tampão. É deixado no local durante 3 semanas e retirado na quarta semana, sempre à mesma hora. Isto desencadeia a menstruação. Deve ter em atenção que, mesmo que tenha retirado o anel, continua a estar protegida contra uma gravidez não desejada durante os 7 dias de pausa. O anel não protege contra as IST.

Quando utilizado na perfeição, o anel contracetivo é tão eficaz como uma pílula ou um adesivo: proporciona uma proteção de 99,7%. O risco de se esquecer de o tomar é reduzido, uma vez que só tem de pensar nisso de 3 em 3 semanas.

Benefícios

Permite-lhe beneficiar de uma **contraceção eficaz sem ter de pensar nela durante 3 semanas**. Este facto faz do anel vaginal um método adequado para as mulheres que têm tendência a esquecer-se da pílula. Vale a pena recordar que um quarto dos abortos se deve a acidentes com a pílula.

Outra vantagem: o anel contracetivo fornece hormonas numa dose mais baixa e numa base mais regular do que a contraceção oral.

Inconvenientes e contra-indicações

As contra-indicações são praticamente as mesmas que as da pílula: antecedentes de trombose venosa ou arterial, diabetes, doença hepática grave, suspeita de tumores hormono-dependentes. É por isso que a sua utilização deve ser discutida com o seu ginecologista.

Este dispositivo também não é recomendado para mulheres que sofrem de prolapso uterino ou de obstipação, **devido a** um maior risco de expulsão acidental. Neste caso, o anel pode ser lavado com água morna e substituído, mantendo a sua eficácia. No entanto, este incidente, bem como as **sensações de corpo estranho** ou **de incómodo durante as relações sexuais**, são extremamente limitados. Por prolapso uterino entende-se a deslocação do útero do seu lugar próprio.

5. O diafragma e o capuz cervical

O diafragma é um copo de tamanho ou dimensão variável que é colocado no fundo da vagina para bloquear a passagem da urina.

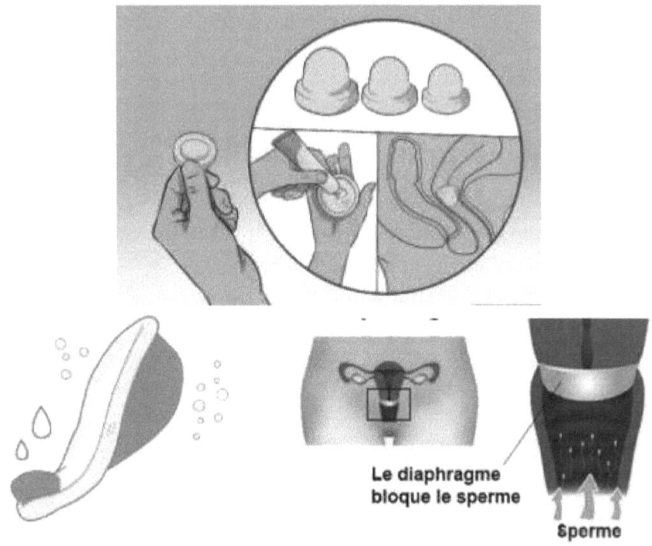

espermatozóides   vermes

o útero. É feito de silicone. É utilizado em combinação com um espermicida (um produto que destrói os espermatozóides) para aumentar a sua eficácia.

A capa é uma cúpula de silicone muito fina que cobre o colo do útero.

41O diafragma ou o capuz cervical podem ser colocados no momento da relação sexual, ou algumas horas antes. É importante mantê-los no sítio durante 8 horas após a relação sexual. Podem ser reutilizados.

O diafragma é 94% eficaz quando utilizado corretamente. O capuz **cervical** é 91% eficaz em mulheres que não tiveram filhos e 74% eficaz em mulheres que já estiveram grávidas.

As vantagens do diafragma

* O efeito contracetivo do diafragma é prolongado, independentemente do número de relações sexuais.
* Não interfere com o sistema hormonal, a duração do ciclo ou o fluxo sanguíneo.
* Pode ser utilizado durante a amamentação
* Só pode ser utilizado quando necessário.

As desvantagens do diafragma

* Pode haver dificuldades na inserção e remoção.

- O diafragma deve ser prescrito por um médico, que efectuará um exame para medir o colo do útero.
- O diafragma pode causar infecções urinárias ou vaginais.

Riscos para a saúde e contra-indicações do adesivo contracetivo

O diafragma é contraindicado se :

- Tem muitas infecções urinárias ou vaginais
- Tem uma anomalia cervical
- Tem alergia ao silicone, ao látex ou ao espermicida.

6. O preservativo feminino/masculino

O preservativo feminino bloqueia os espermatozóides e protege contra a 1ª transação. É uma forma de proteção eficaz (95% em teoria, 79% na prática) que impede a fecundação sem necessidade de hormonas.

O preservativo masculino é altamente fiável quando utilizado corretamente (98%), protege igualmente contra a 1ST e não necessita de qualquer tratamento hormonal. O preservativo masculino é de utilização única e é colocado no pénis ereto durante cada relação sexual.

A. Preservativo masculino ou preservativo: o problema do espaçamento e da
numeração !!!!!!

[4247]Trata-se de um envelope fino feito de borracha ou de um produto natural.

que é colocado no pénis durante a ereção, antes da relação sexual, para

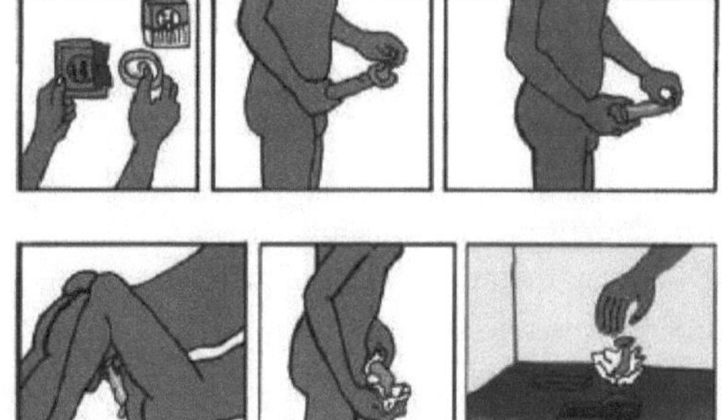

impedir que os espermatozóides entrem em contacto com o trato genital da mulher.

Como é que os preservativos ajudam a prevenir a gravidez?

O preservativo impede que os espermatozóides entrem na vagina da mulher.

[4742] Josephine Barry, Op.cit, Pp.52

Vantagens:
- Não custa muito;
- Está disponível em todo o mercado;
- Tem poucos efeitos secundários;
- Protege contra a 1ST e o VIH/SIDA;
- É adequado para sexo ocasional;
- Protege contra gravidezes não desejadas;
- Ela não precisa de receita médica;
- Envolve os homens no planeamento familiar;
- Funciona imediatamente;
- Não afecta a amamentação;
- Pode ser utilizado em complemento de outros métodos.

Desvantagens:
- O preservativo reduz a sensibilidade da glande;
- Alguns homens não conseguem manter a ereção para usar um preservativo;
- Os preliminares têm de ser interrompidos antes de se poder usar o preservativo;
- usar um único preservativo de cada vez que tiver relações sexuais;
- A eficácia depende da vontade de seguir os conselhos.

Efeitos secundários:
Algumas pessoas são alérgicas ao látex

Como é que o preservativo é utilizado?

- Antes do ato sexual :
- Lavar as mãos com água e sabão (se possível),
- Esperar até que o pénis esteja ereto,
- verificar se a embalagem está correcta,
- verificar o prazo de validade,
- Marcar o bordo do dente de serra da embalagem,
- Rasgar cuidadosamente a embalagem nos dentes da serra,
- Retirar a tampa do compartimento do motor sem a rasgar,
- Identificar a direção da viagem,
- Aperte a extremidade cónica entre o polegar e o indicador para expelir o ar,
- Colocar a tampa sobre a parte superior da glande, segurando a ponta entre os dedos,
- Desapertar o preservativo sobre o pénis até à raiz,
- Comece a relação sexual penetrando suavemente o seu parceiro.

- Após o ato sexual
- Retirar o pénis da vagina antes do fim da ereção, segurando o preservativo contra o pénis com os dedos para evitar que fique na vagina ou que o esperma

saia,

- Após a remoção do pénis, retirar o preservativo e eliminá-lo de forma segura. Se os parceiros quiserem voltar a ter relações sexuais, o homem deve usar outro preservativo,

- Lavar as mãos depois de retirar o preservativo.

Oй encontra preservativos?

O preservativo está disponível em vários pontos de venda: aventais, centros de saúde, farmácias e agentes comunitários. Pode ser comprado sem receita médica.

B. O preservativo feminino

O preservativo feminino é um método de barreira para proteger contra as IST/VIH/SIDA e a gravidez não desejada.

Características do preservativo feminino :

Forma: como um saco fechado na extremidade com duas argolas,

Um anel com um interior flutuante que permite introduzir facilmente o preservativo feminino na vagina e mantê-lo no lugar no fundo da vagina, e **outro** com uma extremidade fixa que serve para o manter no lugar, cobrindo as partes externas do sexo.

Dimensões: 17 cm de profundidade; 7,8 cm de diâmetro; 0,42-0,53 mm de espessura.

Material: poliuretano (os preservativos masculinos são feitos de látex ou vinil), transparente, flexível, lubrificado, inodoro, de utilização única.

As vantagens

- Com efeito imediato,
- Forte e resistente (não se rasga facilmente),
- Sem alergias,
- As mulheres são autónomas e responsáveis pela sua sexualidade,
- Adapta-se a todos os tamanhos de vagina,
- Cobre toda a vagina e a vulva da própria mulher,
- Pode ser usado 8 horas antes da relação sexual,
- Não há interrupção da atividade sexual como o preservativo masculino (pode ser inserido 8 horas antes da relação sexual),
- Fácil de utilizar após várias tentativas,
- Permite que os parceiros fiquem um pouco mais de tempo nos braços um do outro depois do sexo,
- Não é necessária receita médica,
- Protege contra as IST/SIDA e as gravidezes não desejadas,
- Não afecta o aleitamento,
- Pode ser controlado pela mulher.

As suas desvantagens
- Custo elevado em comparação com os preservativos masculinos,
- Difícil de inserir aquando da primeira utilização,
- [48]Posição sexual reduzida. Apenas a posição de missionário permite confortável. Esta é uma posição em que a mulher se deita de costas com as pernas abertas, enquanto o homem a penetra entre as pernas,
- Só pode ser utilizado uma vez em cada relação sexual,

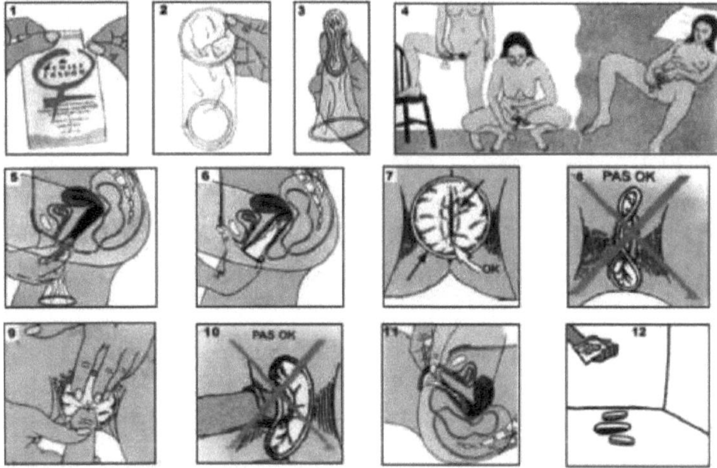

- A eficácia depende da vontade de seguir as instruções.

Como utilizar o preservativo feminino
- Lavar as mãos com sabão,
- Amassar a embalagem para distribuir uniformemente o lubrificante,
- Abrir a embalagem com os dedos, seguindo a seta, sem utilizar objectos cortantes,
- Apertar o anel interior entre o indicador e o polegar ou com o dedo médio em forma de 8,
- Escolha uma posição adequada (agachar-se ou apoiar a perna numa cadeira ou num banco, ou deitar-se de costas com as pernas ligeiramente dobradas).
- Abrir os grandes lábios da vulva com a outra mão e introduzir o preservativo feminino na vagina,
- [49] Usar um ou dois dedos dentro do preservativo feminino para empurrar o anel, tanto quanto possível, para que fique bem fixo no fundo da vagina, à volta do colo do útero, e não se torça,
- O anel externo fica fora da vagina e cobre as partes externas do sexo,

[48] Josephine Barry, Op.cit, Pp.53
[49] Henry Joyeux, Op.cit. Pp.170-175.

-   Durante a penetração, segure o anel e ajude o homem colocando o seu sexo no meio do preservativo feminino para evitar que o pénis passe,

-   Para retirar o preservativo feminino após a ejaculação, utilize um lenço de papel ou papel higiénico para segurar o anel exterior, rode-o e retire-o antes de se levantar,

-   Embrulhe-o, deite-o no caixote do lixo ou enterre-o e lave as mãos,

O preservativo feminino é utilizado apenas uma vez.

Ой onde posso encontrar o preservativo feminino?

-   Nos estabelecimentos de saúde,

-   Nas farmácias,

-   Agentes comunitários, certas associações.

7. O DIU hormonal e o DIU de cobre

O DIU (ou Dispositivo Intra Uterino), mais conhecido por *"ester*ilizador*"*, é um meio de contraceção fiável (mais de 99%), colocado no útero por um profissional de saúde a cada 4 a 10 anos. No entanto, pode ser retirado pelo médico logo que a mulher o deseje.

[50]O DIU hormonal liberta regularmente uma hormona progestina que engrossa as secreções do colo do útero e bloqueia a passagem dos espermatozóides. Reduz igualmente o volume e a duração dos períodos menstruais.

O DIU de cobre funciona sem hormonas, uma vez que o cobre torna os espermatozóides inactivos. Por outro lado, não tem qualquer efeito sobre a duração ou o volume dos períodos menstruais.

Vantagens e desvantagens

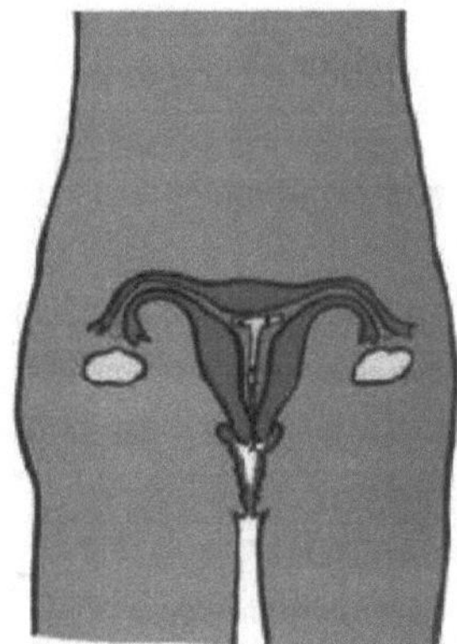

- Simples e duradouro: após a aplicação, fica protegido durante 4 a 10 dias, consoante o modelo.

•   Conforto: não sentirá o dispositivo e este não afectará o seu parceiro durante

[50] Idem

o sexo.

- Sem hormonas: o cobre torna os espermatozóides inactivos.

Por outro lado, o
O cobre pode fazer com que a menstruação dure mais tempo. Mas se os seus períodos forem curtos e ligeiros, a diferença será impercetível.

DIU de cobre: contra-indicações

Não é elegível para um DIU de cobre:

- Mulheres com uma **malformação do útero** ou um fibroide grande e aquelas cujo **colo do útero é demasiado grande** (devido a partos múltiplos ou difíceis).
- Mulheres com **cancro do colo do útero ou do endométrio** (antes do tratamento).
- Mulheres **que tiveram o <u>primeiro parto</u>** há menos dc 3 meses.
- Mulheres com **uma infeção genital superior** (do útero ou das trompas de Falópio) em curso, recorrente ou com menos de 3 meses.
- Mulheres com **hemorragia vaginal inexplicável.**
- <u>Mulheres</u> que **acabaram de dar à luz** (é necessário esperar entre 48 horas e 4 semanas após o parto).
- Mulheres que tenham tido **uma infeção após o parto ou um aborto há menos de 3 meses**.
- Mulheres que **tenham** tido **tuberculose genital**.

Note que pode colocar um DIU esterilizado mesmo que não tenha tido filhos (se não houver contra-indicações). O DIU de cobre existe em dois tamanhos: "curto" e "normal". Assim, há um para cada tamanho de útero.

Contra-indicações do DIU hormonal

Contrariamente ao que se pensa, o DIU hormonal **não está reservado às mulheres que já tiveram filhos**. Tem também a vantagem de ser altamente eficaz, de ter uma longa duração de ação e de não apresentar qualquer risco de cancro ou de doença cardiovascular.

No entanto, existem várias contra-indicações para a sua utilização:

- Patologias uterinas ou trofoblásticas anteriores (incluindo certas anomalias),
- Patologias vaginais recentes ou em curso, hemorragia vaginal/genital inexplicada,
- Diversas situações de risco infecioso (DST, hepatites, infecções genitais, etc.)
- Hipersensibilidade a um dos ingredientes,
- Pós-parto imediato (entre 48 horas e 4 semanas)
- Suspeita de gravidez ou gravidez conhecida.

No caso dos DIU hormonais de levonorgestrel, **devem também ser tidas em conta** as poucas **contra-indicações inerentes à utilização de um**

progestagénio (trombose venosa profunda, embolia pulmonar atual, enxaqueca com sintomas neurológicos, cancro da mama atual ou em remissão há menos de 5 anos, doença hepática, doença cardíaca isquémica atual).

Vantagens e desvantagens

• Simples e duradouro: após a aplicação, fica protegido durante 4 a 10 dias, consoante o modelo.

• Conforto: não sentirá o dispositivo e este não afectará o seu parceiro durante o sexo.

• Efeitos nas **zonas dolorosas e pesadas**

Por outro lado, o DIU hormonal pode causar os mesmos efeitos secundários que os contraceptivos que contêm progestinas.

8. Esterilização feminina e masculina

A esterilização feminina é geralmente definitiva e pode ser efectuada por ligadura das trompas ou histeroscopia.

A esterilização masculina, mais conhecida por vasectomia, é uma operação definitiva que consiste em bloquear ou cortar os canais que permitem a passagem dos espermatozóides dos testículos para o pénis. Esta intervenção cirúrgica é efectuada por um urologista ou uro-andrologista e dura apenas alguns minutos. Após a operação, o homem pode continuar a ter uma ereção e a ejacular, mas o seu esperma está agora livre de espermatozóides. A esterilização masculina é um contracetivo 99,8% eficaz.

Ligadura das trompas: riscos e complicações

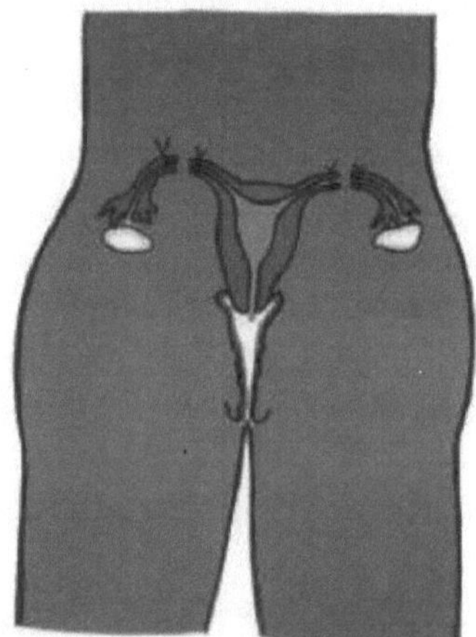

46 As complicações pós-operatórias são raras e geralmente benignas. Na maioria das vezes, consistem em dor abdominal ou   pequenas dores abdominais. hemorragia temporária.

operações cirúrgicas, o risco de infeção não pode ser excluído (embora seja raro). E em menos de 1% dos casos, a laqueação das trompas falha. Neste último caso, a mulher corre um risco acrescido de ter uma gravidez ectópica. Qualquer atraso na menstruação deve, por conseguinte, ser comunicado ao médico.

Vasectomia: quais são os efeitos secundários?

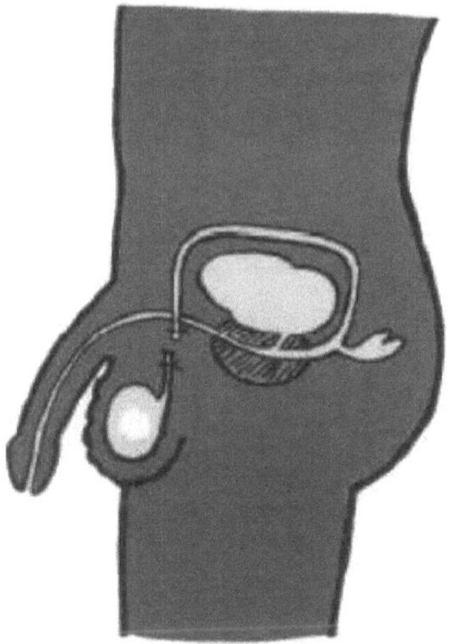

[47][51]A eficácia da vasectomia é muito elevada. No entanto, numa percentagem muito pequena de doentes (entre 1 e 3%), pode ocorrer uma recanalização espontânea do canal deferente. Para ter a certeza do sucesso da vasectomia, os doentes são convidados a efetuar diferentes espermogramas pós-operatórios após um determinado período de tempo. Se a análise do ejaculado concluir que não existem espermatozóides **(azoospermia)**, a esterilização será confirmada.

Alguns homens podem também desenvolver reacções imunitárias a espermatozóides. **Por** outras palavras, desenvolvem anticorpos contra os espermatozóides.

[48]Mas o seu principal inconveniente está paradoxalmente ligado à sua eficácia. Como já sublinhámos, esta operação deve ser considerada como uma esterilização definitiva. Por conseguinte, os conselhos pré-operatórios devem ser extremamente cuidadosos.

[51][47] Josephine Barry, op.cit. p; 62
[48] Idem

9. Espermicidas

Os espermicidas são substâncias que destroem ou tornam inactivos os espermatozóides. A utilização de espermicidas é um método contracetivo de emergência pouco eficaz. Os espermicidas são

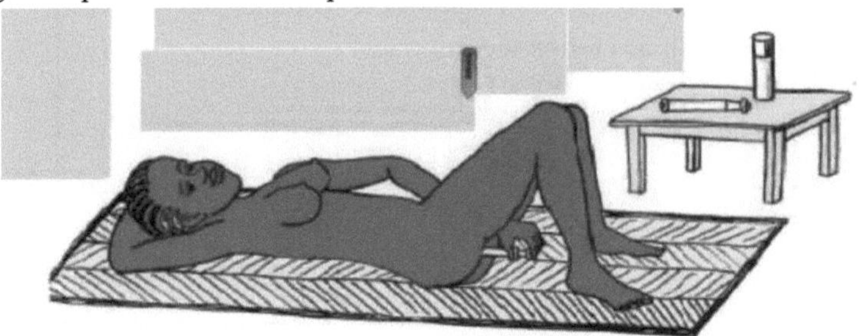

apresentam-se sob a forma de gel ou de óvulo. São colocados na vagina antes de cada ato sexual. É aconselhável utilizá-los em conjunto com outro método de contraceção, como o diafragma ou o capuz cervical. Os espermicidas podem também ser combinados com preservativos masculinos para lubrificar a parede vaginal e aumentar a sua eficácia.

A eficácia dos espermicidas é muito variável, uma vez que nem sempre se sabe exatamente quando se dá a penetração. Os espermicidas em creme devem ser colocados antes da relação sexual e duram cerca de 8 horas. Os óvulos demoram 10 minutos a derreter e actuam durante 60 minutos. Tendo em conta estes condicionalismos, a taxa de insucesso varia entre 18 e 29%.

As suas vantagens:
- São fáceis de comprar,
- São muito fáceis de utilizar,
- São ideais para sexo ocasional,
- São acessíveis.

As suas desvantagens:
- Há muitos fracassos,
- Podem causar lesões no pénis ou na vagina,
- Deve aguardar dez (10) minutos antes de ter relações sexuais,
- A sua presença na vagina afecta as relações sexuais (ardor, formigueiro, fricção, inflamação da vagina...),
- Não protegem contra as IST/SIDA.

10. Contraceptivos injectáveis

Um contracetivo injetável, ou seja, uma hormona, é administrado por injeção intramuscular de 3 em 3 meses por um médico, uma enfermeira ou uma parteira.

Isto garante uma contraceção contínua durante 12 semanas. Este método é muito eficaz, mas pode provocar efeitos indesejáveis significativos (aumento de peso, atraso da menstruação, etc.) que não podem ser evitados - basta esperar que os efeitos cessem.

Tal como a pílula ou o adesivo, os progestagénios injectáveis são mais de 99,7% eficazes quando utilizados na perfeição. Omissões e erros

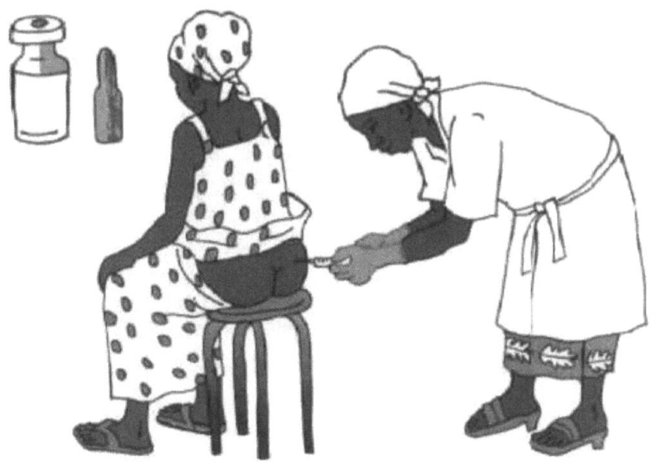

A utilização de um medicamento para o tratamento do cancro reduz a sua eficácia média para 4991%. Existe o risco de os seus efeitos serem diminuídos pela utilização de medicamentos que inibem as hormonas (medicamentos utilizados para tratar a epilepsia, a tuberculose, a depressão, etc.). Por conseguinte, este risco aplica-se igualmente a todos os outros métodos contraceptivos hormonais.

Os benefícios das injecções contraceptivas
- Este método não requer atenção diária.
- A injeção pode ser utilizada por pessoas que não podem tomar restrogénios.
- A injeção pode ser administrada durante o aleitamento.

As desvantagens das injecções contraceptivas
- O maior inconveniente da injeção contraceptiva é que, se quiser parar de a tomar, por exemplo, se se sentir demasiado incomodada com os efeitos secundários, tem de esperar que passe o efeito, ou seja, três meses após a injeção.
- As injecções requerem uma prescrição médica e as consultas são marcadas de três em três meses.
- O regresso à fertilidade pode demorar mais tempo do que com outros métodos de contraceção.

11. Contraceção de emergência

[50]Se se esquecer de tomar a pílula, ou se o preservativo se romper durante a relação sexual, a contraceção de emergência (ou a pílula do dia seguinte) pode ajudar a evitar uma gravidez indesejada.

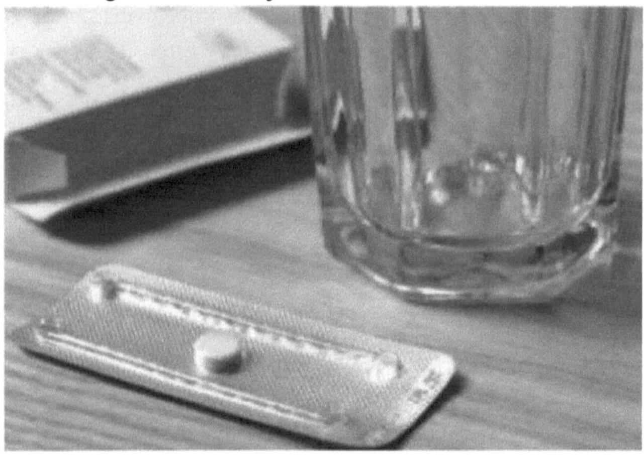

Depois de ter passado os olhos por este livro, estou ansiosa por lê-lo e saborear o seu conteúdo, que lança mais luz sobre as lanternas que iluminam a imaginação das pessoas quando se trata de questões sobre a virgindade, a menstruação e o planeamento familiar.

A virgindade é uma questão que muitas pessoas encaram num contexto que não é particularmente seu ou apropriado. Mas ao lermos este livro, todos tomámos consciência das nossas próprias zonas cinzentas. A virgindade é uma palavra utilizada por muitos na ribalta, e muitos casais, famílias e jovens raparigas foram vítimas dela, tendo sofrido atrocidades devido à má interpretação desta palavra; os divórcios sucederam-se após o casamento, deixando a mulher casada à sua triste sorte, com inúmeras consequências: abandono dos filhos pelos pais, abandono da noiva pelo marido, e todas estas consequências conduzem a uma depravação da moral. Graças a este livro, teremos menos consequências ligadas ao conceito errado do termo *"virgindade"*.

A menstruação é uma outra questão importante, mas muitas vezes negligenciada pelas pessoas carenciadas e menos frequentemente apresentada aos beneficiários pelo pessoal de saúde, o que tem consequências lamentáveis na comunidade: gravidezes precoces e indesejadas, abortos, etc., que conduzem à morte materna.Este livro vai ajudar-nos a esclarecer a ambiguidade em torno do cálculo dos dias férteis e não férteis, e a evitar o pânico em relação aos períodos irregulares, às disfunções do ciclo menstrual e à cor e cheiro dos períodos menstruais, para que não sejamos vítimas dos males que estão na origem da desinformação sobre este assunto.

Quando se trata de planeamento familiar, duas palavras podem sair da sua união: *"uma Escolha"* e uma *"Decisão"* para lutar contra a depravação das massas devido à falta de informação exacta e coerente para decidir quando, como e porquê os nascimentos são desejáveis.

Lembrem-se que Deus deu ao homem e à mulher a fertilidade para que se cumpra a sua vontade de multiplicação, mas cabe ao homem e à mulher gerir racionalmente essa fertilidade.

A má gestão da maternidade dá origem ao fenómeno ATALAKU, SHEGUE (crianças de famílias desestruturadas), e estas crianças são uma fonte de preocupação para a população em termos de segurança, morte prematura, morte materna, desorientação na vida, sobrepopulação (aquecimento global), poluição para além do normal, abortos... com todas as suas consequências, embora o Protocolo de Maputo autorize o aborto medicinal mas em condições limitadas.

Este é o lugar para olhar para 2030 Como serão as condições de vida neste planeta? Pais, casais, cuidadores, autoridades políticas e de saúde, vamos todos sair do caminho da gestão irracional da fertilidade.

REFERÊNCIAS BIBLIOGRÁFICAS

INSTRUMENTOS JURÍDICOS E RECURSOS

- Protocolo à Carta Africana dos Direitos do Homem e dos Povos relativo aos direitos das mulheres em África.
- Constituição da República Democrática do Congo
- Lei n.º 06/015, de 12 de junho de 2006, que autoriza a República Democrática do Congo a aderir ao Protocolo à Carta Africana dos Direitos do Homem e dos Povos relativo aos Direitos das Mulheres em África
- Código penal congolês.
- Código da família

LIVROS

- Henry JOYEUX, *Pilule contraceptive*, P.163-200, Editions du Rocher, 2013
Yvonne KNIBIEHLER, *La Virginite feminine: Mythes, fantasmes, emancipation,* 2012.

REVISTAS E JORNAIS

- Journal des femmes, Paris.
- Jornal Le Monde, 24 de setembro de 2017 e 7 de maio de 2022.
- Pauline MORTAS, Une Rose epineuse. La defloration au XIXe siecle en France, Rennes, Presses Universitaires de Rennes, coll, 2017.
- Danielle BOUGAIRE: Métodos contraceptivos. Universidade de Ouagadougou 2006.
- Josephine BARRY/WAONGO: Centro Médico Samandin: os métodos contraceptivos. Universidade de Ouagadougou 2006
- Trong HIEU DINH, "Vraies et fausses vierges au Viet Nam. erLa falsification corporelle en question", Extreme-Orient Extreme- Occident, n.o 32, 1 de outubro de 2010   , p. 163-191 (ISSN 0754
5010, DOI 10.4000/extremeorient.115, lido em linha [arquivo], consultado em 7 de janeiro de 2020).
- Fil sante jeunes "Virgindade, o que é isso? [arquivo], (consultado em 7 de janeiro de 2020).
- Organização Mundial de Saúde: prevalência e risco de gravidez precoce, 2017
- Conseil national de l'ordre des sages-femmes: Anexo à ficha de informação prática sobre contraceção - COVID19: Ferramentas de teleconsulta sobre contraceção e saúde sexual (Paris 2020).

DICIONÁRIOS

- Dicionário da Academia Francesa

CURSOS

- eCurso de biologia, 6 des humanites Scientifiques, Complexe Scolaire des

Eloges, 2012.

SÍTIOS WEB

- www.choisirsacontraception.fr (consultado em 15 de setembro de 2021).
- www.onsexprime.fr/ www.info-ist.fr (consultado em 15 de setembro de 2021).

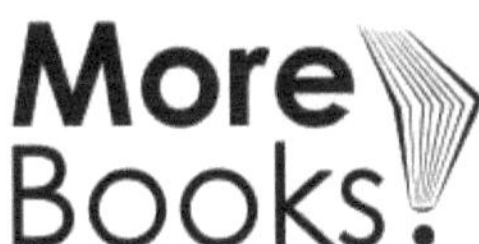

I want morebooks!

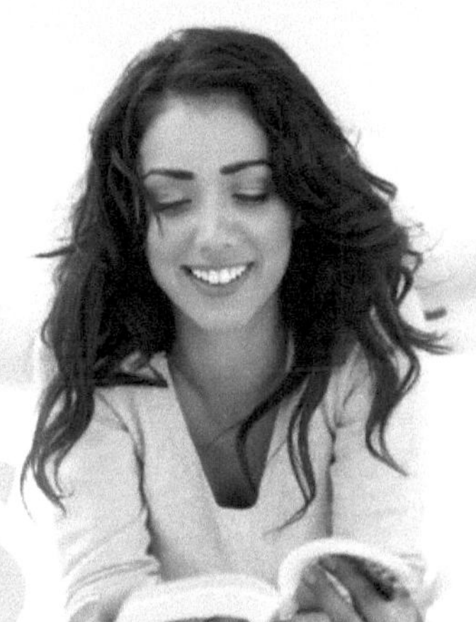

Buy your books fast and straightforward online - at one of world's fastest growing online book stores! Environmentally sound due to Print-on-Demand technologies.

Buy your books online at
www.morebooks.shop

Compre os seus livros mais rápido e diretamente na internet, em uma das livrarias on-line com o maior crescimento no mundo! Produção que protege o meio ambiente através das tecnologias de impressão sob demanda.

Compre os seus livros on-line em
www.morebooks.shop

info@omniscriptum.com
www.omniscriptum.com

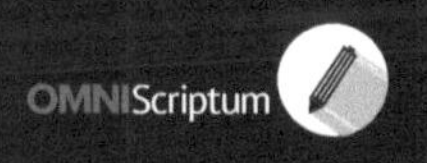

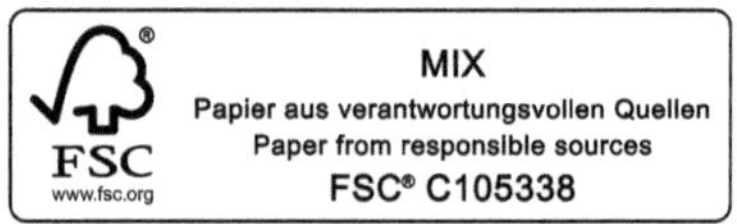

Printed by Books on Demand GmbH, Norderstedt / Germany